essentials

essentials liefern aktuelles Wissen in konzentrierter Form. Die Essenz dessen, worauf es als „State-of-the-Art" in der gegenwärtigen Fachdiskussion oder in der Praxis ankommt. *essentials* informieren schnell, unkompliziert und verständlich

- als Einführung in ein aktuelles Thema aus Ihrem Fachgebiet
- als Einstieg in ein für Sie noch unbekanntes Themenfeld
- als Einblick, um zum Thema mitreden zu können

Die Bücher in elektronischer und gedruckter Form bringen das Expertenwissen von Springer-Fachautoren kompakt zur Darstellung. Sie sind besonders für die Nutzung als eBook auf Tablet-PCs, eBook-Readern und Smartphones geeignet. *essentials:* Wissensbausteine aus den Wirtschafts-, Sozial- und Geisteswissenschaften, aus Technik und Naturwissenschaften sowie aus Medizin, Psychologie und Gesundheitsberufen. Von renommierten Autoren aller Springer-Verlagsmarken.

Weitere Bände in dieser Reihe http://www.springer.com/series/13088

Franziska Sisolefsky · Madiha Rana
Philipp Yorck Herzberg

Persönlichkeit, Burnout und Work Engagement

Eine Einführung für Psychotherapeuten und Angehörige gefährdeter Berufsgruppen

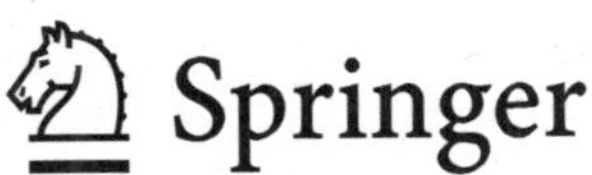

Franziska Sisolefsky
Helmut-Schmidt-Universität/
Universität der Bundeswehr
Hamburg, Deutschland

Philipp Yorck Herzberg
Helmut-Schmidt-Universität/
Universität der Bundeswehr
Hamburg, Deutschland

Madiha Rana
Helmut Schmidt University/
Universität der Bundeswehr
Hamburg, Deutschland

ISSN 2197-6708
essentials
ISBN 978-3-658-16725-7
DOI 10.1007/978-3-658-16726-4

ISSN 2197-6716   (electronic)

ISBN 978-3-658-16726-4   (eBook)

Die Deutsche Nationalbibliothek verzeichnet diese Publikation in der Deutschen Nationalbibliografie; detaillierte bibliografische Daten sind im Internet über http://dnb.d-nb.de abrufbar.

Gedruckt auf säurefreiem und chlorfrei gebleichtem Papier

Springer ist Teil von Springer Nature
Die eingetragene Gesellschaft ist Springer Fachmedien Wiesbaden GmbH
Die Anschrift der Gesellschaft ist: Abraham-Lincoln-Str 46, 65189 Wiesbaden, Germany

Was Sie in diesem *essential* finden können

- Eine praxisnahe Einführung in die Thematiken Burnout und Work Engagement
- Die wichtigsten Definitionen und klare Symptomchecklisten
- Die Bedeutung von Persönlichkeit bei der Entstehung von Burnout sowie von positivem Work Engagement
- Ein Praxisbeispiel zum besseren Verständnis

Inhaltsverzeichnis

Persönlichkeit, Burnout und Work Engagement

1

Googelt man das Wort Burnout, erhält man in weniger als einer Sekunde 43.000.000 Treffer (gegoogelt am 17.03.2016 um 21:44 Uhr). Zu diesem Thema finden sich für den deutschsprachigen Raum unter den ersten Treffern vor allem Selbsttests und Hinweise, wie sich das Syndrom frühzeitig erkennen lässt. Neben wissenschaftlich validierten Fragebögen gibt es vornehmlich Schnelltests aus Zeitschriften etc. In Selbsthilfegruppen und Foren tauschen Betroffene, aber auch Angehörige Erfahrungsberichte aus und machen damit deutlich, dass Burnout jeden treffen kann. Unabhängig von der sozialen Schicht oder dem Berufsbild werden die steigenden Anforderungen an den Einzelnen in unserer Gesellschaft und die resultierenden Folgen diskutiert. Ging man in den 1970er Jahren noch davon aus, dass eine Voraussetzung zur Entwicklung von Burnout vor allem darin liegt, einen Beruf mit einer helfenden und sozialen Funktion auszuüben, ist diese Vorstellung mittlerweile obsolet (Bauer et al. 2003). Der Lehrerberuf oder Pflegeberufe galten als Berufsbilder mit besonders hoher emotionaler Belastung. Heute kann Burnout unabhängig vom Berufsbild bzw. sogar unabhängig von einer Erwerbstätigkeit auch in einem rein privaten Kontext entstehen (Singh et al. 2004; Dale und Weinberg 1990).

Der Fokus innerhalb der Forschung liegt jedoch bis heute in der Arbeitswelt. Eine Studie der Bundespsychotherapeutenkammer (BPtK) zeigt einen deutlichen Anstieg der Krankheitstage, die durch psychische Erkrankungen bedingt sind. Ein Großteil dieser Fehlzeiten wird auf Burnout zurückgeführt (BPtK 2014). Aber gibt es diese Symptomatik heutzutage wirklich häufiger? Burisch (2013) beobachtet, dass zweifelsohne mehr darüber gesprochen wird. Dies sage jedoch wenig über tatsächlich vorliegende Erkrankungen aus. Die Erklärungsansätze für die gesteigerte Aufmerksamkeit zur Thematik Burnout sind tatsächlich sehr vielfältig. Einige Wissenschaftler behaupten, es handele sich hierbei um eine reine

© Springer Fachmedien Wiesbaden GmbH 2017
F. Sisolefsky et al., *Persönlichkeit, Burnout und Work Engagement*,
essentials, DOI 10.1007/978-3-658-16726-4_1

Modeerkrankung oder eine Modediagnose (Kaschka et al. 2011). Früher hätte man diese Symptomatik unter dem Begriff Depression gefasst und wesentlich seltener diagnostiziert (Bahlmann et al. 2013). Der Großteil der wissenschaftlichen Studien geht jedoch von anderen Gründen für diese Entwicklung aus. Hierbei stehen vor allem die gesellschaftlichen Entwicklungen sowie die veränderten Arbeitsbedingungen im Vordergrund. Die Erklärungsansätze reichen von einem gesteigerten Leistungsdruck des Einzelnen über die schlechten Rahmenbedingungen am Arbeitsplatz bis hin zur Nutzung des Smartphones, um eine 24-stündige Erreichbarkeit sicherzustellen (Maslach und Leiter 2001). Burnout sei auch eine Folge von Globalisierung, Technologisierung und Depersonalisierung am Arbeitsplatz, fasst Siegrist (2013) die Historie der Burnout-Symptomatik zusammen. Laut Schätzungen der Techniker Krankenkasse sind ca. 25 % der Deutschen stark gestresst und leiden auch an Symptomen von Burnout. Auch in dieser Studie wird deutlich, dass es sich hierbei sowohl um ein Phänomen in allen Berufsgruppen als auch zunehmend von Hausfrauen und -männern handelt.

Den gesellschaftlichen Veränderungen zum Trotz gibt es jedoch auch Menschen, denen 60-h-Wochen, zehnstündige Operationen oder eine 24-stündige Erreichbarkeit nichts auszumachen scheinen. Sie erleben die Belastungen als positiv und besitzen trotz der ständigen psychischen und physischen Herausforderungen ein hohes Maß an Energie und Begeisterung für ihre Arbeit. Im Gegenzug zu einer Psychologie der Problembehandlung und fortwährenden Betrachtung des Leidensdrucks der Patienten, in der auch Symptomatiken wie Burnout im Vordergrund stehen, entwickelte sich in den letzten 20 Jahren eine neue Richtung der Forschung: die Positive Psychologie. Seligman und Csikszentmihalyi (2000) legen in ihrer Einführung in die Positive Psychologie dar, dass es hierbei vor allem um Ressourcen des Einzelnen und nicht um defizitäre Entwicklungen geht. In diesem Zusammenhang entwickelte sich auch der Begriff des Work Engagement als positiver Output aus der Arbeit.

Obgleich die beiden Begriffe Burnout und Work Engagement historisch auf ähnliche Entstehungszeitpunkte zurückblicken, findet man unter dem Begriff Work Engagement nur 11.300.000 Eintragungen in Google im Vergleich zu 43.000.000 zum Burnout-Begriff. Positiven Output aus der Arbeit zu ziehen scheint weniger beachtenswert zu sein als die problemfokussierte Wahrnehmung des Burnout-Syndroms. Auch hier zeigt sich deutlich die von Seligman und Csikszentmihalyi (2000) so kritisierte Defizitorientierung unserer Gesellschaft. In den letzten 20 Jahren haben sich jedoch vor allem Forscher um die Psychologen Arnold B. Bakker und Wilmar B. Schaufeli aus den Niederlanden mit exakt diesem positiven Output beschäftigt. In einer eng miteinander verknüpften Entwicklung von Unternehmensberatungen und Coachings hat sich mittlerweile der

Ansatz des Work Engagement und damit eine Hinwendung zu einer Positiven Psychologie etabliert. Vor allem die positiven Aspekte der Arbeit sollen hierbei in den Vordergrund gerückt werden, um gut funktionierende Unternehmen zu unterstützen (Bakker et al. 2008). Im Alltag wird dieses Konzept noch einige Zeit benötigen, um sich gleichberechtigt neben den defizitären und vor allem extrinsisch motivierten Negativaspekten von Arbeitsbelastungen zu integrieren.

Studien zum Thema Work Engagement zeigen jedoch eindeutig positive Auswirkungen auf die physische Gesundheit, das psychische Wohlbefinden und die Lebenszufriedenheit im Allgemeinen (Bakker 2009; Bakker und Demerouti 2008). Work Engagement fördert die Arbeitsleistung des Einzelnen. Es versetzt Personen in die Lage, ihre eigenen Ressourcen richtig und aktiv einzusetzen, um ihre Ziele zu erreichen (Salanova et al. 2005). Ein stark ausgeprägtes Work Engagement führt in der Ausübung des Berufes somit auch zu einer effektiveren Erfüllung der Arbeitsanforderungen, mehr Eigeninitiative sowie geringeren krankheitsbedingten Fehlzeiten (Schaufeli et al. 2006a).

Die wesentliche Frage bei der Betrachtung der beiden Gegenpole Burnout und Work Engagement und damit auch Grundlage für die Entstehung dieses *essentials* ist hierbei die Frage nach den ausschlaggebenden Faktoren. Weshalb gibt es Menschen, die an Burnout erkranken, während andere unter den gleichen Bedingungen erst richtig aufleben und wahre „Flow"-Gefühle erleben (Csikszentmihalyi 2010)? Wenn die Umweltfaktoren nur bedingt durch den Einzelnen veränderbar sind und deren Einfluss offensichtlich nicht für jeden Einzelnen gleichbleibend problematisch wird, sind neben externen auch interne Faktoren des Menschen zu betrachten, um diese Fragstellung zu beantworten. Auch in diesem Zusammenhang existieren vielfältige Erklärungsansätze (Bauer et al. 2003; Colbert et al. 2004). Metaanalysen und Panelstudien zeigen jedoch sowohl für Burnout als auch für Work Engagement einen signifikanten Einfluss der Persönlichkeitsmerkmale auf die Entstehung des einen oder anderen (Langelaan et al. 2006; Hakanen et al. 2006; Ghorpade et al. 2007). Dieser Ansatz ist Grundlage des vorliegenden *essentials*.

Volkskrankheit Burnout

2

Es gibt vermutlich in Deutschland keinen Erwachsenen, der den Begriff Burnout noch nicht gehört hat und eine genaue Vorstellung damit verbindet. Die wörtliche Übersetzung des Ausgebranntseins verleitet zu einer Definition einer übermüdeten, überforderten, nicht mehr leistungsfähigen Person, die durch externe Einflüsse und Fremdbestimmtheit überlastet ist und der ihre Arbeit über die Dauer zu viel geworden ist. Im wahrsten Sinne des Wortes fühlt man sich dann einfach ausgebrannt und leer. Eine wissenschaftliche Definition des Begriffes Burnout sowie eine Einordnung als klar definiertes psychologisches Störungsbild erweist sich jedoch für Experten als weniger einfach. Dies mag auch mit der Entstehungsgeschichte des Begriffes sowie dessen inflationärer Nutzung im heutigen Sprachgebrauch zusammenhängen (Berger et al. 2012a). Kapfhammer (2012) stellt fest, dass Burnout zum Synonym für fast alle psychischen Krisen und Störungen in einer als überlastend erlebten Arbeitswelt geworden ist. Es fungiert quasi als sozial entlastende Identifikationsmöglichkeit, die mithilfe der zahlreich verfügbaren Ratgeberliteratur selbst diagnostiziert werden kann. Dieser Umstand macht eine klare Abgrenzung von anderen psychologischen Erkrankungen, aber auch eine Feststellung von Zahlen tatsächlich Betroffener nicht einfacher. Bauer et al. (2003) beziehen sich in ihren Aussagen auf eine Emnid-Befragung im Auftrag des Ministeriums für Arbeit, Gesundheit und Soziales und gehen auf dieser Grundlage davon aus, dass ca. 25 % der insgesamt etwa 36 Mio Erwerbstätigen Deutschlands sich in einer gesundheitlichen Situation befinden, wie sie nach Freudenberger (1974) als Burnout-Syndrom bezeichnet wird. Ein Großteil der neueren Studien gibt jedoch aus bevölkerungsrepräsentativen Umfragen eine Prävalenz von ca. vier bis sechs Prozent aller Deutschen an. Die Prävalenzrate gilt hierbei als steigend. Frauen sind häufiger betroffen als Männer, wobei Burnout bei Frauen zwischen 30 und 59 Jahren und Männern zwischen 40 und 59 Jahren am häufigsten diagnostiziert wird (Maske et al. 2016; Stöbel-Richter et al. 2013).

© Springer Fachmedien Wiesbaden GmbH 2017
F. Sisolefsky et al., *Persönlichkeit, Burnout und Work Engagement*,
essentials, DOI 10.1007/978-3-658-16726-4_2

Diese enormen Unterschiede in den Angaben zeigen die Schwierigkeit zum einen der nicht eindeutig und einheitlich objektiv gegebenen Definition und zum anderen der nicht vorhandenen Abgrenzung gegenüber anderen psychischen Störungen. Sie zeigen aber auch die von Thalhammer und Paulitsch (2014) angeführte Problematik der Messinstrumente. Wann gilt eine Erschöpfung als Burnout und darf damit in diesen Statistiken erfasst werden? Das ist die kritische Frage, die bei der Betrachtung dieser unterschiedlichen Fallzahlen gestellt werden muss.

Der Begriff Burnout selbst wurde in den 1970er Jahren durch den deutschamerikanischen Psychoanalytiker Herbert J. Freudenberger geprägt (Freudenberger 1974). Im Rahmen einer Untersuchung ehrenamtlicher Mitarbeiter von Selbsthilfe- und Kriseninterventionseinrichtungen stellte er fest, dass diese sich nach einiger Zeit veränderten. Anfänglich hoch motiviertes Personal wurde über die vielfachen Enttäuschungen und die fehlende Anerkennung für die geleistete Arbeit erschöpft und müde. Einige klagten über körperliche Symptome, und Freudenberger (1974) konnte auch im Alltag Veränderungen wie vermehrte Gereiztheit und Anspannung an den Mitarbeitern erkennen. Die beschriebenen und nun durch den Psychoanalytiker unter dem Begriff Burnout zusammengefassten Symptome erschienen jedoch bereits früher in der Literatur. In einer historischen Perspektive wird leicht erkennbar, dass chronische Erschöpfungs- oder Müdigkeitssyndrome durch eine Überforderung in der Arbeitswelt bereits Mitte des 19. Jahrhunderts diskutiert wurden (Kapfhammer 2012). Thomas Mann beschreibt in seinem Roman „Die Buddenbrooks" aus dem Jahr 1901 in der Figur des Thomas Buddenbrook einen nach heutigem Maßstab nahezu mustergültigen Weg in ein Burnout. An eine gesellschaftliche Anerkennung, wie sie diesem Syndrom heute entgegengebracht wird, war zur damaligen Zeit jedoch nicht zu denken.

Mit der Einführung des Begriffes Burnout durch Freudenberger (1974) begann demnach die wissenschaftliche Auseinandersetzung mit dieser Thematik. Bereits 1976 knüpfte die Sozialpsychologin Christina Maslach an Freudenbergers Ansatz an und definierte Burnout als Reaktion auf chronischen Stress im Beruf (Maslach 1976). Ihre grundsätzlichen Ansätze sowie ihre Unterteilung in drei Dimensionen des Burnout haben bis heute Bestand und sind als Grundlage vieler diagnostischer Testverfahren zu finden (Maslach und Jackson 1981).

2.1 Burnout: Definition, Ursachen und Symptome

Die aktuelle Zahl von Definitionsversuchen des Begriffes Burnout ist beträchtlich. Alle einschlägigen Versuche sind bis heute entweder viel zu umfassend und spezifisch oder aber so weit gefasst, dass keine klare Abgrenzung von anderen Erkrankungen möglich ist (Burisch 2013). Aus diesem Grund setzen die verschiedenen nationalen und internationalen Gesellschaften für Psychiatrie eigene Standards. In Deutschland hat sich die Deutsche Gesellschaft für Psychiatrie, Psychotherapie und Nervenheilkunde (DGPPN) auf eine Definition des Begriffes nach dem Ansatz von Maslach und Jackson (1981) festgelegt (Berger et al. 2012b). Diese auch weltweit am häufigsten genutzte und vielfach bestätigte Auffassung von Burnout beschreibt Burnout in den drei Symptomdimensionen emotionale Erschöpfung, Depersonalisation und reduzierte persönliche Leistungsfähigkeit (Burisch 2013; Rösing 2003). Als Kern- oder auch Leitsymptom wird emotionale Erschöpfung gefasst. Sie tritt als Erstes auf und ist durch Gefühle der emotionalen Überforderung und des Ausgelaugtseins gekennzeichnet (Maslach und Jackson 1981). Darüber hinaus kann das Gefühl der innerlichen Leere und der Kraftlosigkeit bestimmend in dieser Phase sein (Bergner 2007). Als zweite Phase wird Depersonalisation oder auch Zynismus gefasst. Diese Phase ist durch sozialen Rückzug und eine Distanzierung kognitiver und physischer Art gekennzeichnet. Sie geht einher mit der Vermeidung von Kontakten sowie reduziertem sozialem Engagement und wird häufig durch eine auftretende Gefühlslosigkeit beschrieben (Taris et al. 2005). Als dritte Symptomatik, die sich jedoch mehr oder weniger parallel zur emotionalen Erschöpfung und Depersonalisation entwickelt, gilt die reduzierte persönliche Leistungsfähigkeit. Sie geht einher mit der Abnahme der erfolgreichen Bewältigung der Arbeit sowie dem Gefühl der Wirkungslosigkeit aufgrund mangelnder persönlicher Ressourcen (Maslach und Jackson 1984; Taris et al. 2005).

Neben diesen drei Kernsymptomen, die eine wesentliche Grundlage der Definition von Burnout darstellen, ist es wichtig, den Entstehungshintergrund zu definieren. Bei allen derzeit aktuell benutzen Burnout-Definitionen gilt eine längerfristige Überforderung im beruflichen Alltag als notwendige Voraussetzung für die Entstehung des Syndroms (Berger et al. 2012b).

Schaufeli und Enzmann (1998) haben die verschiedenen Aspekte und zahlreichen Definitionsversuche in einer Arbeitsdefinition zusammengefügt, die aus Sicht der Autoren umfassend, genau und komplex sowohl für eine wissenschaftliche Beschäftigung mit dem Burnout-Syndrom erscheint als auch in einem privaten Kontext als zweckmäßig.

> Burnout ist ein dauerhafter, negativer, arbeitsbezogener Seelenzustand ‚normaler' Individuen. Er ist in erster Linie von Erschöpfung gekennzeichnet, begleitet von Unruhe und Anspannung *(distress)*, einem Gefühl verringerter Effektivität, gesunkener Motivation und der Entwicklung dysfunktionaler Einstellungen und Verhaltensweisen bei der Arbeit. Diese psychische Verfassung entwickelt sich nach und nach, kann dem betroffenen Menschen aber lange unbemerkt bleiben. Sie resultiert aus einer

Fehlpassung von Intentionen und Berufsrealität. Burnout erhält sich wegen ungünstiger Bewältigungsstrategien, die mit dem Syndrom zusammenhängen, oft selbst aufrecht (Schaufeli und Enzmann 1998, S. 36).

Auf Grundlage dieser Definition erscheint es wichtig, noch zwei weitere Fragestellungen zu beantworten. Zum einen ergibt sich aus der Aussage, dass Burnout als Zustand „normaler", also nicht bereits psychisch vorerkrankter Personen definiert wird, die Frage, ob es sich bei Burnout an sich um eine Krankheit im eigentlichen Sinne handelt und welche Symptome konkret damit einhergehen. Zum anderen bleibt die Frage offen, welche Faktoren genau diesen negativen Zustand hervorrufen. Beide Fragen sollen im Folgenden beantwortet werden.

Die Weltgesundheitsorganisation (WHO) hat mit Erstellung der ICD 10 eine weltweit verbindliche Klassifikation von Erkrankungen eingeführt, die sich unter dem Kapitel V (F00–F99) mit psychischen Störungen und Verhaltensstörungen beschäftigt. Hierunter findet man Diagnosen wie Depression (F32), aber auch Depersonalisation (F48) oder Angststörungen (F40) (Dilling et al. 2015). Die Symptombeschreibungen ähneln zum Teil denen des Burnout-Syndroms. Dennoch wird Burnout hier noch nicht als eigene Erkrankung aufgefasst. Burnout taucht in der internationalen Klassifizierung als „Ausgebranntsein" und „Zustand der totalen Erschöpfung" mit dem Diagnoseschlüssel Z73.0 auf. Damit gehört es zum Abschnitt „Faktoren, die den Gesundheitszustand beeinflussen und zur Inanspruchnahme des Gesundheitswesens führen" und stellt maximal eine Rahmen- oder Zusatzdiagnose und keine Behandlungsdiagnose dar, die zum Beispiel eine Einweisung in ein Krankenhaus rechtfertigt. Auch im aktuellen Klassifikationssystem der American Psychiatric Association, des diagnostischen und statistischen Handbuchs psychischer Störungen (DSM-5), wird Burnout nicht als eigenständige Diagnose aufgeführt. Rein rechtlich gesehen stellt Burnout demnach keine eigenständige Erkrankung dar. Jedoch sind die Auswirkungen auf das deutsche Gesundheitssystem, die im Zusammenhang mit einer angeblichen Burnout-Diagnose bestehen, enorm, sodass die DGPPN in ihrem Positionspaper zum Thema Burnout eine Systematik hervorgebracht hat, die es im Einklang mit der ICD 10 ermöglicht, die durch eine Arbeitsbelastung auftretenden gesundheitlichen Störungen dennoch zu differenzieren. Ziel ist es, die Symptome von langfristig unter beruflichem Stress stehenden Menschen ernst zu nehmen und entsprechende Behandlungsmöglichkeiten bereitzustellen. Mögliche resultierende Folgeerkrankungen sollen vermieden, Krankheitstage aufgrund psychischer Faktoren reduziert sowie der Einfluss der Burnout-Symptomatik auf das Gesundheitssystem Deutschlands minimiert werden.

Folgt man dem Diagnoseschlüssel der ICD 10 sowie den Festlegungen der DGPPN, lassen sich die Symptome des Burnout-Syndroms, die auch zur Diagnose verwendet werden, auf die drei durch Maslach (1976) eingeführten Kernsymptome emotionale Erschöpfung, Depersonalisation und reduzierte persönliche Leistungsfähigkeit zurückführen. Im Einzelnen sind mehr als 130 mögliche Symptome bekannt, die durch Bergner (2007) anhand der drei Ebenen körperliche, emotionale und verhaltensbasierte Betroffenheit sinnvoll klassifiziert worden sind. Tab. 2.1 gibt einen Überblick und Beispiele.

Als Kardinalsymptom wird jedoch einheitlich in der Literatur der Zustand der Erschöpfung über einen längeren Zeitraum (in der Regel über mehrere Monate) genannt. Hierbei wird spezifiziert, dass auch Erholungsphasen wie Urlaub oder Wochenenden keine signifikante Linderung der Erschöpfung bieten (Känel 2008). Je nach ausgeübtem Beruf können die drei Kernsymptome jedoch unterschiedlich stark ausgeprägt sein. Ärzte beispielsweise leiden kaum an verminderter Leistungsfähigkeit, sondern vor allen an Erschöpfung und Depersonalisation, während Lehrer vor allem an ihrer eigenen Leistungsfähigkeit zweifeln, lange bevor sie emotionale Erschöpfung fühlen (Hakanen et al. 2006; Shanafelt et al. 2002).

Die Auflistung der unterschiedlichen Symptome sowie die berufsspezifischen Modifikationen verdeutlichen die zu Beginn beschriebene Definitionsproblematik auch auf der praktischen Ebene. Nichtsdestotrotz haben sich im Laufe der Jahre, vor allem aus der pseudowissenschaftlichen Ratgeberliteratur heraus, durchaus sinnvolle Checklisten ergeben, die zumindest erste Hinweise darüber geben können, ob eine Gefährdung besteht. Die hier dargestellte Checkliste (vgl. Abb. 2.1) wurde exakt zu diesem Zweck von Burisch (2015) zusammengestellt und erfasst die persönlichen Veränderungen in der letzten Zeit.

Tab. 2.1 Überblick möglicher Symptome bei Burnout

Körperliche Symptome	Emotionale Symptome	Verhaltensbasierte Symptome
Kopfschmerzen	Gefühl der Unentbehrlichkeit	Überaktivität
Müdigkeit	Gefühl, zu wenig Zeit zu haben	Vernachlässigung sozialer Beziehungen
Schlafstörungen jeder Art	Stimmungsschwankungen	Konzentrationsprobleme
Verdauungsstörungen	Gereiztheit	Aufgabe von Hobbys
Rückenschmerzen	Ungeduld	Apathie
Zähneknirschen	Unzufriedenheit	Veränderte Essgewohnheiten
…	…	…

> 1. Mir fällt es heute schwerer, nach der Arbeit abzuschalten.
> 2. Ich habe seit einer Weile Hobbys eingeschränkt, weil mir die Zeit und Kraft dafür fehlen.
> 3. Ich arbeite neuerdings deutlich mehr, als mir lieb ist.
> 4. Mein privater Bekanntenkreis hat sich verkleinert.
> 5. Ich bin deutlich reizbarer geworden als früher.
> 6. Ich hatte in letzter Zeit häufiger als früher das Gefühl, dass mir alles über den Kopf wächst.
> 7. Ich schlafe mittlerweile schlechter ein und/oder wache auch öfter in der Nacht auf.
> 8. Ich spüre häufiger als früher ein Gefühl der Erschöpfung, ohne körperlich gearbeitet zu haben.
> 9. Ich fühle mich, anders als früher, nicht mehr allen beruflichen Anforderungen gewachsen.
> 10. Meine Arbeit kommt mir zunehmend sinnlos vor.
> 11. Ich habe immer mehr das Gefühl, mit der Arbeit nie fertig zu sein.
> 12. Ich fühle mich zunehmend gehetzt.
> 13. Ich empfinde einen steigenden Widerwillen gegen meine Arbeit.
> 14. Mehr und mehr habe ich das Gefühl, für meine Anstrengungen zu wenig zurückzubekommen.
> 15. Neuerdings können mir Kleinigkeiten den ganzen Tag verderben.

Abb. 2.1 Checkliste der Warnsignale von Burnout nach Burisch (2015). Der Abdruck erfolgt mit freundlicher Genehmigung des Autors

Nachdem Burnout nun definiert wurde und die wesentlichen Symptome überblicksartig dargestellt worden sind, bleibt noch die Frage nach den Auslösern des Burnout-Syndroms. Hierzu hat sich vor allem in den letzten beiden Jahrzehnten der Fokus der wissenschaftlichen Betrachtung von zunächst ausschließlich externen Auslösern hin zu internen, persönlichkeitsbezogenen Faktoren gewandelt.

In den Anfängen der Burnout-Forschung standen schwerpunktmäßig soziale Berufe im Vordergrund. Sowohl Freudenberger (1974) als auch Maslach (1976) begannen ihre Untersuchungen in sogenannten Hightouch-Berufen, also Berufen, die ein besonders hohes Maß an direktem Kontakt zu anderen Menschen erfordern. Maslach und Leiter (2001) begründen deren erhöhtes Risiko „auszubrennen" mit dem besonderen Einsatz, den diese Berufe erfordern. Sie weisen auf längere Arbeitszeiten, enorme Arbeitsmengen und kräftezehrende Konflikte mit Kunden, Patienten, Schülern etc. hin. Den Anstieg der Burnout-Prävalenzen begründen sie mit dem gesellschaftlichen Wandel hin zu einer Dienstleistungsgesellschaft, in der immer mehr Menschen diesen Schwierigkeiten ausgesetzt sind. Die veränderte Arbeitswelt wird in der Literatur gemeinhin als wesentlicher Faktor für Burnout genannt (Siegrist 2013). Konkret sieht beispielsweise

Kapfhammer (2012) die Flexibilisierung der Arbeitswelt als einen Hauptfaktor der erhöhten Burnout-Prävalenzen. Ein grundlegender Rückgang althergebrachter Tugenden wie Treue, Verantwortung und Loyalität gegenüber dem Arbeitgeber führt beim Einzelnen zu Verunsicherung. Darüber hinaus sind langfristige Bindungen an Unternehmen und damit einhergehende Sicherheit in der heutigen Arbeitswelt nicht mehr selbstverständlich (Maslach und Leiter 2001). Somit kommt zu der generellen Unsicherheit auch eine finanzielle Abhängigkeit hinzu (Layard 2005). Mangelnde Anerkennung durch Vorgesetzte, aber auch der Druck, mit der rasanten technologischen Entwicklung Schritt zu halten, stellen weitere mögliche Auslöser für ein Burnout dar (Siegrist 2013). Hinzu kommen überhöhte eigene oder fremde Leistungserwartungen sowie geringe Aufstiegschancen, die häufig das Gefühl vermitteln, Arbeit wäre nicht lohnenswert (Sanz 2011). In den letzten Jahren am häufigsten diskutiert ist die Tatsache der fehlenden Abgrenzung zum Privatleben. Durch eine permanente Erreichbarkeit über E-Mail oder das Handy verschwimmen die Grenzen zwischen Berufs- und Privatleben, sodass die Erholungsmöglichkeiten stark eingeschränkt sind (Berger et al. 2012b). Maslach und Leiter (2001) fassen die externen Einflussfaktoren in sechs Missverhältnissen zusammen (vgl. Tab. 2.2).

Die ursprüngliche Aussage, Burnout sei nur in Hightouch-Berufen vorhanden bzw. nur im Berufsleben überhaupt möglich, haben Maslach und Leiter (2001) mittlerweile selbst revidiert. Die beschriebenen äußeren Einflussfaktoren werden durch eine zunehmende Globalisierung und Veränderung der Gesellschaft für jeden Berufszweig und auch darüber hinaus für privates Engagement relevant. Die Auflistung externer Faktoren der beiden Autoren erklärt zwar die Entstehung des Burnout-Syndroms, sie lässt aber unberücksichtigt, weshalb einige Personen, die den gleichen externen Einflüssen ausgesetzt sind, nicht erkranken. Bakker et al. (2004) erklären dies durch die Nutzung des Job-Demand-Resource-Modells von Karasek (1979). Burnout entsteht nach diesem Modell nur dann, wenn das Missverhältnis zwischen den Anforderungen und den persönlichen Ressourcen dauerhaft anhält. Hakanen et al. (2006) konnten dieses Modell in einer umfassenden Studie bestätigen. Ausgangspunkt für die Erkrankung ist demnach ein ständiger

Tab. 2.2 Ursachen für Burnout nach Maslach und Leiter (2001)	
	1. Arbeitsüberlastung
	2. Mangel an Kontrolle
	3. Unzureichende Belohnung
	4. Ein Zusammenbruch der Gemeinschaft
	5. Ein Fehlen an Fairness
	6. Widersprüchliche Werte

Mangel an persönlichen Ressourcen, über die eine Person verfügen muss, um ihre Aufgaben zu bewältigen. Abhängig von internen Faktoren und persönlicher Motivation wird diese Lücke geschlossen oder bleibt bestehen. Neben den äußeren Faktoren werden nun auch biografisch erworbene Bewältigungsmuster, Copingstrategien im Umgang mit Stress und die Persönlichkeit des Einzelnen als Einflussfaktoren relevant (Langelaan et al. 2006; Bakker et al. 2006). Während in den 1990er Jahren noch davon ausgegangen wurde, dass Persönlichkeit eher einen untergeordneten Einflussfaktor für eine Erkrankung an Burnout darstellt (Pick und Leiter 1991), herrscht heute Einigkeit darüber, dass stabile Faktoren und vor allem Persönlichkeit den wesentlichsten Einfluss- und auch Vorhersagecharakter in Bezug auf Burnout aufweisen (Siegrist 2013; Känel 2008; Colbert et al. 2004; Ghorpade et al. 2007). Daher wird diesem Forschungsschwerpunkt auch im Rahmen des vorliegenden *essentials* ein eigenes Kapitel gewidmet.

2.2   Bewältigung und Selbsthilfe

Zu den Themen Bewältigung und Prävention von Burnout gibt es eine scheinbar unendliche Dichte an Ratgebern und Onlinequellen, die sich in ihrer wissenschaftlichen Seriosität deutlich unterscheiden. So findet man sowohl online als auch in einigen Publikationen einfache Checklisten und Fragebögen, die bei der Selbstdiagnose helfen sollen. Neben all den fragwürdigen Angeboten gibt es jedoch viele hilfreiche und wissenschaftlich fundierte Selbsttests, die einen guten Anhaltspunkt für eine erste Selbsteinschätzung bieten können. An die meisten Verfahren schließt sich eine automatische Auswertung an, die jedoch in keinem Fall als echte Diagnose zu werten ist. Es ist unbedingt notwendig, einen Arzt oder Therapeuten aufzusuchen, sollte es zu einer Vielzahl der genannten Burnout-Symptome kommen, um klinisch relevante Störungen wie Depressionen, aber auch körperliche Erkrankungen auszuschließen. Nur dann kann auch ein sinnvolles und individuelles Präventions- oder Therapieprogramm entwickelt werden.

Um das eigene Gefahrenpotenzial einzuschätzen, aber auch um mögliche Stressoren im seinem Alltag zu identifizieren und frühzeitig zu handeln, sind diese Online-Selbsttests jedoch gute Tools. Einige Links finden Sie im folgenden Kasten:

http://www.psychomeda.de/online-tests/burnout-test.html
http://www.cconsult.info/selbsttest/burnout-test.html
http://www.hilfe-bei-burnout.de/burnout-test/
http://www.burnout-fachberatung.de/burnout-test.htm
https://www.rehazentrum-bb.de/umfrage/index.php/survey/index/
   sid/595257/newtest/Y/lang/de

Insgesamt jedoch begegnet einem bei der Diagnostik von Burnout zwangsläufig wieder die Problematik des nur unzureichend operationalisierten Begriffes an sich. Demnach existiert kein objektives Testverfahren zur Diagnose. Mit Hilfe von Symptomkatalogen wie dem Maslach Burnout Inventory (MBI) (Maslach und Jackson 1981) werden im klinischen Alltag, aber auch in der Selbstdiagnose erste Präferenzen festgestellt (Bauer et al. 2003). Das MBI liegt seit 1992 auch in einer deutschen Version vor (Büssing und Perrar 1992). Dieses Testverfahren unterteilt sich in die drei Kategorien emotionale Erschöpfung, Depersonalisation und reduzierte persönliche Leistungsfähigkeit, die bereits in Abschn. 2.1 als maßgebliche Dimensionen für Burnout beschrieben worden sind. Insgesamt operationalisiert das MBI die drei Dimensionen des Burnout in 22 Fragen. Klinisch relevant werden vor allem das Kardinalssymptom der andauernden Erschöpfung und die reduzierte Arbeitsleistung zum Untersuchungsgegenstand (Känel 2008). Hier knüpfen demnach auch die meisten Präventions- bzw. Therapiemaßnahmen an.

Sowohl zur Vorbeugung eines Burnout als auch zur Behandlung haben Schaufeli und Enzmann (1998) drei wesentliche Ansatzpunkte benannt, an denen Interventionen anknüpfen können. Sie beschreiben den Menschen an sich, die Schnittstelle zwischen Mensch und Organisation und die Organisation selbst als Ausgangspunkte. Abhängig vom jeweiligen Schwerpunkt erfolgt stets eine umfassende Analyse des Problemzusammenhangs. Bleibende Wirkung ist jedoch nur dann zu erwarten, wenn an allen beteiligten Komponenten gearbeitet wird (Cherniss 1982). Auch die DGPPN sieht die Zielsetzung erfolgreicher Interventionen darin, darauf hinzuwirken, einen Arbeitsplatz zu finden, an dem das Wiedererkrankungsrisiko minimiert wird. Keinesfalls sollte die Zielsetzung sein, den Patienten dazu zu bringen, die vorher inakzeptablen und unbewältigten Arbeitsbedingungen wieder zu tolerieren (Berger et al. 2012b). In der Behandlung von Burnout passiert dies aber leider häufig. Zahlreiche Privatkliniken bieten zur Behandlung des „Ausgebranntseins" Ernährungs- und Sportprogramme an, die unterstützt durch Meditations- und Entspannungsübungen die Symptome kurzfristig lindern. Eine Ursachenbekämpfung oder eine Analyse der Situation findet häufig nicht statt. Je nach Schwerpunkt und vor allem abhängig vom aktuellen Zustand einer Person oder Organisation ist es aber unbedingt notwendig, Umweltbedingungen, Ressourcen und Zielsetzungen entsprechend abzuklären. Sowohl für Präventions- als auch für Therapiemaßnahmen geht einer hilfreichen Intervention eine exakte Bestandsaufnahme voraus. Diese sollte sich vor allem im Hinblick auf eine erfolgreiche Therapie mit den in Abb. 2.2 dargestellten Schwerpunkten auseinandersetzen.

Die in Abb. 2.2 dargestellten Fragen kommen aus der systemischen Beratungstechnik und bieten auch im Sinne einer Selbstevaluation eine gute Grundlage zur Analyse der eigenen Situation. Sie dienen sowohl präventiv als auch reaktiv

> Welche Umweltfaktoren werden als belastend empfunden? Wie ausschlaggebend sind diese für das eigene aktuelle Befinden?
>
> Welche eigenen Eigenschaften oder Fähigkeiten führten zu dem Burnout? Welche Bedürfnisse oder Ziele blieben in der letzten Zeit unerreicht?
>
> Welche Glaubensmuster oder Wertvorstellungen stecken dahinter?
>
> Welche Ressourcen sind momentan nicht ausreichend verfügbar, oder welche Informationen fehlen, um eine Besserung zu erreichen?
>
> Wo gibt es Ansatzpunkte zu Verbesserung der eigenen Situation?

Abb. 2.2 Schwerpunktfragen für eine Bestandsaufnahme

der Bestandsaufnahme. Insbesondere in den letzten fünf Jahren ist der Aspekt der Umweltbedingungen jedoch auch in der Therapie von Burnout immer mehr in den Hintergrund gerückt und neuere Forschungsergebnisse, die interne Faktoren wie die Persönlichkeit berücksichtigen, finden größere Beachtung (Heinemann 2012; Prieß 2013). Im Hinblick auf präventive Maßnahmen sollten äußere Umstände wie die Arbeitsbelastung jedoch weiterhin im Fokus bleiben.

Geht es nun um eine sinnvolle Prävention von Burnout, stehen sich in der Literatur zwei Ansätze gegenüber, die letztendlich in dem Ziel münden, achtsamer mit sich selbst umzugehen. Ein erster Ansatz geht davon aus, dass Burnout als Folge von Stress zu verstehen ist. Verhindert man diesen externen Faktor oder findet Mittel und Wege, damit umzugehen, wird als logische Folge auch ein Burnout verhindert. Burisch (2013) weist in seinem Überblickswerk zum Thema Burnout deshalb darauf hin, dass die gesammelten Präventivmaßnahmen und Hinweise zum Thema Stressmanagement ein guter Anknüpfungspunkt sind. Neben allgemeinen Werken finden sich auch im deutschsprachigen Raum mittlerweile hunderte Ratgeber, die Stress und Burnout miteinander in Beziehung setzen und Ratschläge und Hinweise zum Erkennen, Vorbeugen und Handeln geben (Wenninger 2014). Darüber hinaus sind in den letzten fünf Jahren vor allem Praxisleitfäden für Seminarleiter oder Therapeuten in den Fokus der wissenschaftlichen Betrachtung gerückt. Hier werden vor allem anhand von Praxisbeispielen mögliche Präventions- und Therapiemaßnahmen vorgestellt (Günthner und Batra 2015; Wieber 2015). Auch Maslach und Leiter (2001) haben neben wissenschaftlichen Studien zahlreiche Ratgeber und populärwissenschaftliche Publikationen herausgebracht. Einige davon wurden auch ins Deutsche übersetzt. Obgleich die wissenschaftlichen Werke dieser beiden Vorreiter in der Burnout-Forschung große Anerkennung finden, zeigen die herausgebrachten Ratgeber eine eher obsolete Vorstellung von Burnout, die sich vor allem um die Beseitigung externer Stressoren bemüht.

Der zweite Präventionsansatz beschäftigt sich vor allem mit persönlichen Wertvorstellungen und Glaubenssätzen, die im Rahmen bestimmter Persönlichkeitseigenschaften immer wieder zu Burnout-Symptomen führen. Hierbei geht es vor allem um die Hinterfragung von Perfektionismus, dem Gefühl der Unabkömmlichkeit im Beruf oder auch der Abhängigkeit von anderen in einem beruflichen oder privaten Kontext (Kraemer 2012). Bergner (2007) beispielsweise stellt in seinem Buch „Burnout-Prävention" ein Neun-Stufen-Programm zur Selbsthilfe vor, das sich neben Stress vor allem mit der eigenen Zufriedenheit, Selbstbestimmung, dem eigenen Rollenverständnis und der Fähigkeit beschäftigt, Situationen zu akzeptieren, wie sie sind. Zu Beginn steht eine umfassende Reihe an Testverfahren, die einer Selbsteinschätzung dienen. Gepaart mit sinnvollen Aufgaben und einer soliden und ehrlichen Beschreibung des Burnout-Syndroms stellt dieser Ratgeber eine sehr gute Kombination aus Sachbuch und persönlicher Präventionshilfe dar.

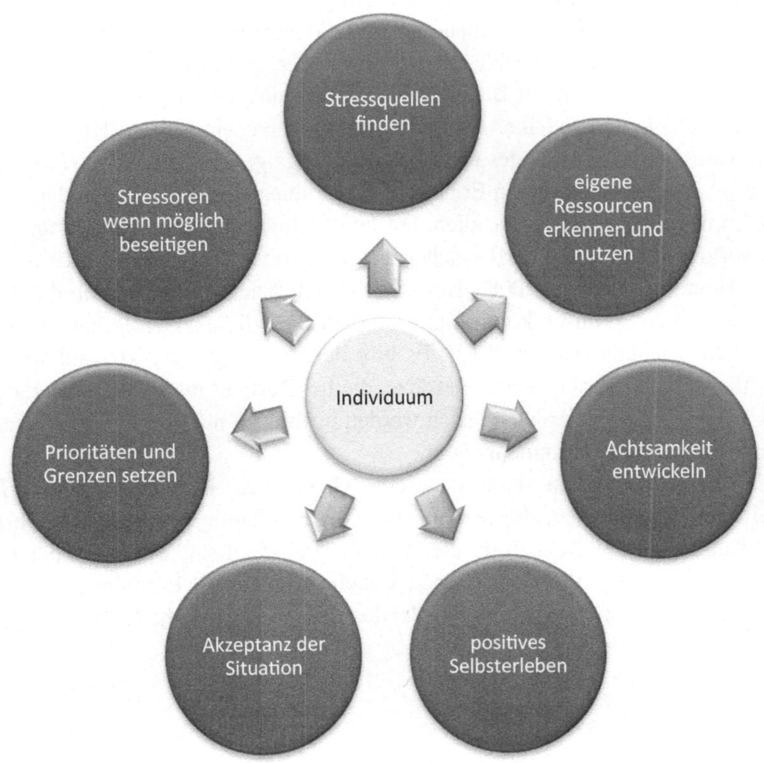

Abb. 2.3 Aspekte der Burnout-Prävention

Aber auch andere, vor allem in den letzten fünf Jahren erschienene Ratgeber geben hilfreiche Tipps zur Prävention und zur Aktivierung eigener vorhandener Ressourcen, um mit den nicht zu leugnenden steigenden Anforderungen im Alltag umzugehen. Literaturhinweise finden sich am Ende des *essentials*.

Abb. 2.3 stellt zusammengefasst die Schwerpunkte und Fragestellungen dar, die eine sinnvolle Burnout-Prävention abdecken sollte.

Es geht also insgesamt bei der Prävention des Burnout darum, einen strategischen und erfolgsorientierten Umgang mit allen relevanten Aspekten des Lebens, der Arbeit und der Umwelt zu finden, der sich dynamisch an die sich wandelnden Herausforderungen anpasst. Voraussetzung dafür ist eine realistische Einschätzung der eigenen Ressourcen und Schwächen, kurzum: ein funktionierendes Selbstbild und eine funktionierende Work-Life-Balance (Hillert und Marwitz 2006).

Auch die Therapie von Burnout knüpft in vielen Aspekten an Forschungsergebnisse aus der Stressforschung an. Aufgrund der Vielseitigkeit der Symptomatik und des unterschiedlich hohen Leidensdrucks der Patienten ist die Therapielandschaft hier jedoch um einiges größer. Dies führt leider dazu, dass unter dem Aspekt Burnout-Behandlung im Grunde alles angeboten wird, was der Gesundheit in irgendeiner Art und Weise dienlich sein könnte (Hillert 2012). Therapeutische Angebote oder Ratgeber wie „Yoga gegen Burnout", „Heilung in 3 Tagen" oder „Burnout durch Ernährungsumstellung bekämpfen" sind daher kritisch zu betrachten, da sie vor allem auf kurzfristige Symptombeseitigung, nicht aber auf die Bekämpfung der Ursachen ausgelegt sind (Seehofer 2015; Graf et al. 2013; Heim und Schulze 2008). Eine Zufriedenheit der Patienten kann durchaus erreicht werden. Klinisch kontrollierte Studien über die exakten Behandlungserfolge fehlen jedoch (Hillert 2012). Es gibt dennoch auch eine Vielzahl wissenschaftlich gut fundierter Therapieansätze, die bei Burnout mehr oder weniger gut funktionieren. Einige der wichtigsten werden in Tab. 2.3 mit ihren Vor- und Nachteilen übersichtlich zusammengefasst.

Es zeigt sich deutlich, dass es die eine Therapie für Burnout nicht gibt. Die Wahl eines Therapeuten, die persönliche Kommunikationsebene, aber auch die Zugewandtheit und Offenheit für die methodische Arbeit sind entscheidende Faktoren für einen Therapieerfolg. Der zwischenmenschlichen Komponente kommt derzeit sogar mehr Bedeutung zu als der ausgeübten Methode (Hermer und Röhrle 2008).

Tab. 2.3 Therapiemethoden für Burnout im Überblick

Ansatz	Vorteile	Nachteile
Verhaltenstherapie • Beruht auf dem Grundsatz, dass psychischen Störungen dysfunktionale Verhaltensmuster/ Glaubenssätze zugrunde liegen • Ändert sich das Verhalten/ die Bewertungsinstanz, löst sich das Problem auf	• Es wird direkt an den Verhaltensweisen gearbeitet, die zum Burnout geführt haben • Schnelle Linderung der Symptomatik durch konkrete Interventionen	• Tatsächliche Ursache kann unentdeckt bleiben • Therapieerfolg nur bedingt zeitbeständig
Tiefenpsychologischer Ansatz • Zielsetzung ist nicht die Behandlung der akuten Symptomatik, sondern die Auflösung früherer defizitärer Entwicklungen, die zum Burnout geführt haben	• Intensive Beschäftigung mit der Ursache Begründungen für zugrunde liegende Probleme werden gesucht	• Es dauert sehr lange, bis sich ein Erfolg einstellt • Symptome werden nicht gelindert
Kunsttherapie • Zielsetzung ist es, ein Beziehungsdreieck zwischen Klient, Therapeut und künstlerischem Medium zu erzeugen • Durch das künstlerische Medium sollen unbewusste Prozesse und Probleme sichtbar gemacht werden	• Vereint lösungsorientierte Konzepte, wie die Frage nach der Genesung, mit der Erforschung der Ursachen	• Wird nicht durch die Krankenkasse finanziell unterstützt • Erfordert vom Klienten hohes Maß an Abstraktionsfähigkeit
Körpertherapie • Durch den direkten Zugang zum Körper sollen Charakterbewegungen aufgespürt und verändert werden	• Führt zu langfristiger Umstrukturierung von Verhaltens- und Bewegungsmustern	• Sehr langwierige Methode • Fokus liegt nicht vorrangig auf der Persönlichkeit oder dysfunktionalem Verhalten
Hypnotherapie • Zielsetzung ist es, durch den Zustand der Trance ein erweitertes Verständnis unbewusster Prozesse zu erlangen und diese fokussiert zu ändern	• Auftragsorientierte Behandlung mit guter Aussicht auf schnellen Erfolg	• Erfordert hohes Maß an Vertrauen zum Therapeuten und die Fähigkeit der Hypnose

Work Engagement – ein einzigartiges Konzept 3

Im Gegensatz zu Burnout ist Work Engagement ein Konzept, das vor allem wissenschaftlich fundiert betrachtet wird. Entgegen der ausschweifenden populärwissenschaftlichen und pseudowissenschaftlichen Beschäftigung mit Burnout, seinen Symptomen und Auswirkungen sind der Begriff Work Engagement und auch die damit verbundene Konzeption eines positiven Outputs aus beruflich bedingtem Stress außerhalb von Fachliteratur kaum zu finden. Das Konzept entstand im Zuge der Entwicklung der Positiven Psychologie.

Vor ca. 20 Jahren entwickelte sich die Strömung der Positiven Psychologie im Gegenzug zu einer Psychologie der Problembehandlung und permanenten Fixierung auf den Leidensdruck der Patienten. Die Idee einer Psychologie der positiven Emotionen, deren Forschungsschwerpunkt u. a. die Steigerung des menschlichen Wohlbefindens ist, geht jedoch bereits zurück auf Abraham Maslow, der den Begriff der Positiven Psychologie erstmals 1954 prägte (Maslow 1954). Das Interesse an den positiven Seiten menschlicher Existenz ist somit in der Geschichte einer wissenschaftlichen Psychologie nicht neu. Aber erst durch Seligman wurde das Konzept in den 1990er Jahren wieder aufgegriffen und etablierte sich seitdem (Lopez und Gallagher 2009).

Allgemein geht es bei diesem Perspektivwechsel um die Förderung von Ressourcen eines Menschen. Die wissenschaftliche Auseinandersetzung und Untersuchung der menschlichen Stärken und optimalen Funktionsweisen führte auch zu einer Betrachtung der Lebensqualität und allgemein der Aspekte menschlicher Gesundheit (Seligman und Csikszentmihalyi 2000). Die Aspekte einer arbeitsbezogenen Zufriedenheit und eines durch Arbeit ausgelösten positiven Befindens wurden im Kontext der Positiven Psychologie bereits Anfang der 1990er Jahre unter dem Begriff Engagement zusammengefasst und in verschiedenen Konzepten diskutiert. Ausgangspunkt für die unterschiedlichen Modelle ist das Konzept des Engagements der Arbeit von Kahn (1990). Er definiert Engagement bei der

© Springer Fachmedien Wiesbaden GmbH 2017
F. Sisolefsky et al., *Persönlichkeit, Burnout und Work Engagement,*
essentials, DOI 10.1007/978-3-658-16726-4_3

Arbeit als Ausmaß, in dem Menschen ihr Selbst in die Arbeitsrolle einbringen und sich damit selbst zum Ausdruck bringen. Darüber hinaus werden die Bedingungen betrachtet, unter denen das geschieht. Als wesentliche Unterscheidung führt Kahn (1990) als Gegenentwurf zum Engagement das Konzept des Disengagements ein. Während er Engagement als Einbringen und Nutzbarmachen von physischen, kognitiven und emotionalen Ressourcen bei der Ausführung von Arbeit betrachtet, ist Disengagement definiert als Loslösen des Selbst von der Arbeitsrolle. Dies geht mit Abkopplung auf den drei genannten Ebenen einher. Das Grundkonzept von Engagement von Kahn (1990) geht also davon aus, dass sich engagierte Menschen in ihrer Arbeit physisch, emotional und kognitiv wiederfinden. Sie involvieren sich, wann immer es geht, sind kognitiv präsent und sowohl mit ihrer Aufgabe an sich als auch mit Kollegen, Vorgesetzten und Untergebenen emotional verbunden. Disengagement zeichnet sich demnach durch physisch mangelnde Beteiligung, geistige Abwesenheit und eine Distanz zur eigenen Aufgabe sowie zu den Mitmenschen im Arbeitskontext aus.

Bei der wissenschaftlichen Auseinandersetzung mit seiner Theorie des Engagements stellte Kahn (1990) darüber hinaus fest, dass es neben den äußeren Bedingungen des Arbeitsumfeldes drei psychologische Komponenten gibt, die die Ausprägung persönlichen Engagements bei der Arbeit maßgeblich beeinflussen. Sie stellen die Bedingungen für die Ausprägung von Engagement bei der Arbeit dar. Als erstes Kriterium wird Sinnhaftigkeit definiert. Menschen, die ihre eigene Aufgabe als sinnvoll und nützlich wahrnehmen, sind eher bereit, sich dafür auch zu engagieren, als jene, denen diese Sinnhaftigkeit fehlt. Als zweites Kriterium definiert Kahn (1990) Sicherheit. Hierunter versteht er das Wissen, ohne negative Konsequenzen arbeiten zu können, die Auswirkungen auf das eigene Selbstbild, den Berufsstatus oder die eigene Karriere haben. Hierzu benötigen Menschen Konsistenz, einen gewissen Grad an Vorhersehbarkeit der Auswirkungen ihrer Arbeit sowie klare Grenzen und Strukturen. Als letzte wesentliche Bedingung wird die psychologische Verfügbarkeit definiert. Hierbei geht es darum, dass der Mensch das Gefühl hat, über genügend psychische, emotionale und kognitive Ressourcen zu verfügen, um seine Arbeit zu erledigen. Sind diese drei Bedingungen erfüllt, weisen Menschen nach Kahn (1990) ein hohes Engagement bei der Arbeit auf.

Mit diesem Konzept der drei Bedingungen für Engagement bei der Arbeit liefert Kahn (1990) bereits sehr früh eine umfassende Konzeptualisierung des Begriffes. Eine Operationalisierung und somit auch eine Messbarmachung seines Konzeptes, die zu einer wissenschaftlichen Evidenz führt, unterbleibt durch ihn jedoch. Somit stellt seine Arbeit die Grundlage für die Weiterentwicklung dieses Konzeptes dar.

3.1 Work Engagement, Definitionen und die Beziehung zu Burnout

Im Wesentlichen haben sich auf der Grundlage der Arbeit von Kahn (1990) zwei unterschiedliche Sichtweisen von Engagement entwickelt. Beide Ansichten setzen Engagement in Beziehung zu Burnout. Der erste theoretische Ansatz wurde von Maslach und Leiter (2001) entwickelt, die Engagement als genauen Gegenpol zu Burnout definieren. Schaufeli et al. (2001) dagegen grenzen Engagement von Burnout ab. Beiden theoretischen Ansätzen liegen demnach auch unterschiedliche Operationalisierungen des Begriffes an sich zugrunde. Anders als bei der Forschung zu Burnout, in der versucht wird, die verschiedenen Ansätze und Definitionen zu vereinen, um eine einheitliche Definition für weiterführende wissenschaftliche Untersuchungen zu finden, existieren die beiden theoretischen Schulen über Engagement weitgehend parallel. Der Begriff Work Engagement wurde erst später durch Schaufeli et al. (2002) entwickelt und für deren Sichtweise definiert und operationalisiert. Mittlerweile hat er sich aber in der wissenschaftlichen Arbeit durchgesetzt und wird zumindest begrifflich auch von der Arbeitsgruppe um Maslach genutzt.

Die Operationalisierung beider Konzepte zum Thema Work Engagement unterscheidet sich deutlich. Dies macht sich zunächst vor allem daran bemerkbar, welche Grundlagen und Einflussfaktoren vordergründig betrachtet werden.

Parallel zum Konzept des Burnout nach Maslach et al. (1997) finden sich in Kahns Grundlagenarbeit (1990) ebenfalls zunächst nur externe Einflussfaktoren, die ein Engagement bei der Arbeit erklären. Ein gutes Arbeitsumfeld, gute Kollegen und Vorgesetzte sowie ein Verständnis für die Notwendigkeit der eigenen Aufgabe stellen sowohl für Burnout nach Maslach und Leiter (2001) als auch für das Engagement nach Kahn (1990) externe Entstehungsfaktoren für die eine oder andere Symptomatik dar.

Als Weiterentwicklung des Engagement-Konzeptes definieren Maslach und Leiter (2001) Engagement daher im Sinne ihrer Definition als exakten Gegenpol zu Burnout. Sie gehen davon aus, dass sich Menschen im Allgemeinen zunächst für ihre Arbeit engagieren. Beginnen sie eine neue Arbeit, fühlen sie sich zunächst energiegeladen und sind bereit, viel Zeit und Kraft in die neue Tätigkeit zu stecken, weil sie diese als sinnhaft empfinden. Darüber hinaus glauben sie an sich und ihre Fähigkeiten und empfinden psychologische Sicherheit. Durch veränderte äußere Bedingungen wie eine vermehrte Arbeitslast, unzureichende Belohnungen, ein problematisches oder nicht mehr vertrauensvolles Verhältnis zu Kollegen oder Vorgesetzten etc. verfällt nach Maslach und Leiter (2001) das Engagement und Burnout entsteht.

Maslach und Leiter (2001) definieren daher Energie, Einsatzbereitschaft und Leistungsfähigkeit als direkte Gegensätze zu den drei Burnout-Dimensionen. Unter den falschen externen Umständen beginnt als erstes Anzeichen von Burnout eine Minderung des Engagements im Allgemeinen. Spezifisch wird nach der Ansicht der Autoren aus Energie eine Erschöpfung, Einsatzbereitschaft wird zu Zynismus und Leistungsfähigkeit wandelt sich in Leistungsversagen (vgl. Abb. 3.1). Burnout entwickelt sich also als Folge einer Abnutzung des positiv wahrgenommenen Arbeitsaspekts.

Die Hypothese von Burnout als direkter Gegenpol zu Work Engagement spiegelt sich auch in der Idee Work Engagement durch das Maslach Burnout Inventory (MBI) zu erfassen (Maslach und Jackson 1981). Niedrige Ausprägungen in den Skalen emotionale Erschöpfung, Depersonalisierung und reduzierte persönliche Leistungsfähigkeit würden demzufolge auf einen hohen Grad an Work Engagement hinweisen.

Während dieser Ansatz populärwissenschaftlich durchaus häufig zitiert wird, findet er in der wissenschaftlichen Auseinandersetzung mit den Themen Work Engagement und Burnout häufig Kritik. Vor allem die niederländische Arbeitsgruppe um Schaufeli und Bakker kritisiert den Ansatz von Maslach und Leiter stark. Sie weisen auf die methodischen Schwierigkeiten hin, die durch die Messung mit nur einem Instrument entstehen. Betrachtet man Burnout und Work Engagement als Gegenpole, hat diese Annahme zur Folge, dass sich die beiden Konzepte inhaltlich ausschließen. Darüber hinaus liegt diesem Konzept die Idee

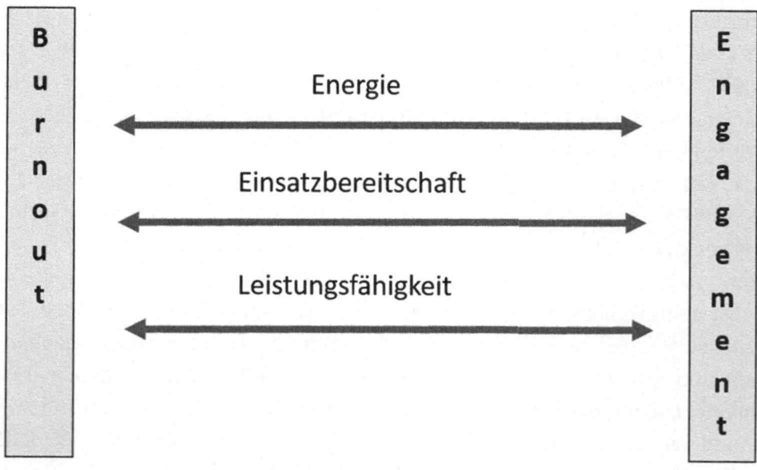

Abb. 3.1 Der Zusammenhang von Burnout und Work Engagement nach Maslach und Leiter (2001)

zugrunde, dass Burnout und Work Engagement nicht miteinander interagieren. Es kann dadurch schon per Definition keine empirische Beziehung zwischen den beiden Konstrukten hergestellt werden. Sie sahen daher die Notwendigkeit, Burnout von Work Engagement inhaltlich und methodisch abzugrenzen und somit auch durch unterschiedliche Messinstrumente zu erfassen (Schaufeli et al. 2006a; Schaufeli und Enzmann 1998; Schaufeli et al. 2002).

Engagement wird von dieser Arbeitsgruppe zwar ebenfalls als eine Art Gegenteil von Burnout gesehen, jedoch in Abgrenzung dazu betrachtet. Das bedeutet, anders als bei Maslach und Leiter (2001) sieht sie die Dimensionen von Engagement nicht oder nur bedingt als positive Ausprägung der drei Burnout-Dimensionen emotionale Erschöpfung, Depersonalisierung und reduzierte persönliche Leistungsfähigkeit.

Auf der Grundlage theoretischer Überlegungen definieren Schaufeli und Bakker (2001) zunächst zwei Dimensionen, die ihrer Ansicht nach Engagement und dem Wohlbefinden bei der Arbeit zugrunde liegen. Als erste Dimension benennen sie den Grad der Aktivierung. Diese definieren sie auf einer Skala, die ihren negativen Pol bei Erschöpfung und ihre positive Ausprägung bei Vitalität findet. Identifikation wird als zweite Dimension benannt, deren Gegenpole im Negativen der Grad der Depersonalisierung und im Positiven der Grad der Hingabe darstellen. Um ihre Idee zu validieren, führten sie eine qualitative Studie mit 30 tiefenpsychologischen Interviews durch. Die Ergebnisse zeigen, dass engagierte Menschen aus einer positiven und intrinsischen Motivation heraus gerne und sehr ausdauernd arbeiten. Sie empfinden ihre Arbeit als herausfordernd, aber nicht zu schwierig, und sind glücklich darin vertieft. Darüber hinaus strahlen sie währenddessen Begeisterung und Energie aus (Schaufeli et al. 2001). Die Ergebnisse dieser ersten Studien zeigen sowohl rational und logisch nachvollziehbar als auch wissenschaftlich fundiert eine solide Basis für die Weiterentwicklung des Konzeptes Engagement im Sinne Kahns (1990).

Basierend auf diesen Grundlagen und Erkenntnissen operationalisieren Schaufeli et al. (2002) erstmals das Konzept des Work Engagement und definieren den Begriff neu.

> Work Engagement ist ein positiver und erfüllender, arbeitsbezogener Geisteszustand, der durch die drei Komponenten Vitalität, Hingabe und Aufgehen in der Arbeit charakterisiert ist (Schaufeli et al. 2002).

Wichtig hierbei ist es, hervorzuheben, dass Work Engagement keinen momentanen Zustand und keine spezifische kurzfristige Geistesverfassung beschreibt. Es handelt sich vielmehr um einen dauerhaften und übergreifenden Zustand, der sich nicht auf ein spezifisches Objekt oder Ereignis oder auf bestimmte Individuen und Verhaltensweisen ausrichtet. Die drei Dimensionen Vitalität, Hingabe und Aufgehen in der Arbeit werden wie folgt operationalisiert: Vitalität zeichnet sich durch ein hohes Level an Energie, mentaler Stärke und psychischer Belastbarkeit während der Arbeit aus. Kennzeichnend für eine hoch ausgeprägte Vitalität ist außerdem die Bereitschaft, sich bei der Arbeit anzustrengen, etwas zu investieren und selbst in schwierigen Situationen nicht aufzugeben. Hingabe bedeutet ein Gefühl von besonders starker Involviertheit mit der Arbeit und äußert sich im Erleben von Begeisterung und Herausforderung. Gefühle von Stolz und Inspiration werden dadurch hervorgerufen und gefördert. Die letzte Dimension, das Aufgehen bei der Arbeit, definieren Schaufeli et al. (2002) durch vollste Konzentration und ein glückliches Vertieftsein in die Arbeit. Dabei entsteht das Gefühl, dass die Zeit schnell vergeht und man sich ungern von der Arbeit lösen will. Diese Facette von Work Engagement vergleichen die Autoren mit dem „Flow-Gefühl", welches durch Csikszentmihalyi (2010) als Gefühl eines Schaffensrausches oder einer Tätigkeitslust und Zustand der völligen Vertiefung definiert wurde. Während das „Flow-Gefühl" jedoch nur eine kurzzeitige Empfindung darstellt, geht die Arbeitsgruppe um Schaufeli davon aus, dass Work Engagement im Allgemeinen und damit auch das Erleben der einzelnen Dimensionen keine zeitliche Begrenzung erfährt, sondern sich vielmehr bei jedem Menschen individuell und unabhängig von externen Faktoren ausprägt (Schaufeli und Bakker 2003).

Anknüpfend an ihre ursprüngliche Aussage, Burnout und Work Engagement müssten getrennt voneinander durch unterschiedliche Messinstrumente erfasst werden, entwickelten Schaufeli und Bakker (2003) die Utrecht Work Engagement Scale auf der Grundlage ihrer Theorie. Hier wird Work Engagement als dreidimensionales Konstrukt in 17 Items erfasst. Das Testverfahren und das Manual stehen online für die freie Nutzung zur Verfügung. Mittlerweile gibt es auch eine Kurzversion, die UWES-9, die mit nur drei Fragen je Dimension Work Engagement in Gänze erfasst (vgl. Abb. 3.2). Beide Versionen nutzen zur Beantwortung der Items eine siebenstufige Likert-Skala, die bei 0 = nie und 6 = immer bzw. jeden Tag ihre Endlabels hat.

Seit 2003 ist es der Arbeitsgruppe gelungen, ihre Definition und Operationalisierung von Work Engagement in internationalen Stichproben mit über 25.000 Probanden zu validieren, sodass Studien, die die Beziehung der beiden arbeitsbezogenen Konstrukte Burnout und Work Engagement untersuchen, sich in der Regel der Schule von Schaufeli et al. (2001) anpassen und den Ansatz von Maslach und Leiter (2001) vernachlässigen bzw. mittlerweile revidieren konnten.

In einer ganzen Reihe von Untersuchungen konnten negative Korrelationen von Burnout und Work Engagement aufgezeigt werden (McManus et al. 2011).

> **Vitalität**
> Bei meiner Arbeit bin ich voll überschäumender Energie.
> Beim Arbeiten fühle ich mich fit und tatkräftig.
> Wenn ich morgens aufstehe, freue ich mich auf meine Arbeit.
>
> **Hingabe**
> Ich bin von meiner Arbeit begeistert.
> Meine Arbeit inspiriert mich.
> Ich bin stolz auf meine Arbeit.
>
> **Aufgehen in der Arbeit**
> Ich fühle mich glücklich, wenn ich intensiv arbeite.
> Ich gehe völlig in meiner Arbeit auf.
> Meine Arbeit reißt mich mit.

Abb. 3.2 UWES-9 nach Schaufeli und Bakker (2003), Items nach Skalen sortiert

Es wurde jedoch auch festgestellt, dass sich Work Engagement und Burnout nicht per se gegenseitig ausschließen, wie es die Theorie der beiden Konstrukte als Gegenpole zunächst vermuten lässt. Die Tatsache, sie dennoch mit nur einem Fragebogen zu erfassen und zu beurteilen, hat nach Schaufeli und Bakker (2003) mindestens zwei negative Folgen. Zum einen erscheint die Wahrscheinlichkeit einer perfekt negativen Korrelation inhaltlich wenig plausibel, denn das würde bedeuten, dass ein Mensch, der nicht an Burnout leidet, automatisch hochgradig engagiert bei der Arbeit ist. Im Umkehrschluss würde diese Theorie der negativen Korrelation aussagen, dass jemand, der sich auf der Arbeit wenig engagiert, automatisch an Burnout leidet. Dass dieser Zusammenhang in der Stärke nicht existent ist, erscheint naheliegend. Als zweiten Aspekt führt die Arbeitsgruppe um Schaufeli auch in der theoretischen Herleitung der Utrecht Work Engagement Scale noch einmal die Problematik an, dass beide Konstrukte nur dann in einem Modell wissenschaftlich fundiert auf ihre Gültigkeit überprüft werden können, wenn sie nicht mit dem gleichen Messinstrument gemessen werden.

Es stellt sich nun also die Frage, wie genau die beiden arbeitsbezogenen Phänomene Burnout und Work Engagement in Beziehung zueinander stehen. Bereits in ihren ersten Ansätzen, Work Engagement zu definieren, benannten Schaufeli und Bakker (2001) zwei zugrunde liegende Dimensionen dieses Konstruktes. Sie definierten Aktivierung als erste Dimension, die zwischen dem positiven Pol der Vitalität und dem negativen Pol der Erschöpfung variiert. Identifikation als zweite Dimension kann zwischen den Polen Depersonalisation und Hingabe rangieren. In der Definition dieser beiden Dimensionen von Work Engagement kann Burnout als negativer Gegenpol abgebildet werden. Eine niedrige Aktivierung ist gleichzusetzen mit einem hohen Grad an persönlicher Erschöpfung. Eine geringe Identifikation ist auch als Depersonalisation zu verstehen. Zwei der drei Dimensionen von Burnout finden sich demnach als Gegenspieler zu Work Engagement auch in dem Konzept von Schaufeli et al. (2002) wieder. Allerdings stellen die dritte Dimension von Work Engagement, das Aufgehen in der Arbeit, und die dritte Dimension von Burnout, die reduzierte persönliche Leistungsfähigkeit, keine direkten Antagonisten dar. An dieser Stelle scheitert die Idee eines Kontinuums von Work Engagement im Positiven zum negativen Burnout von Maslach und Leiter (2001).

Diese Erkenntnisse von Schaufeli und Bakker (2001) und Schaufeli et al. (2001) konnten durch González-Romá et al. (2006) in einer sehr großen Studie, die einen identischen Ansatz verfolgte und die Zusammenhänge von Burnout und Work Engagement noch einmal untersuchte, bestätigt werden. Auch sie fanden die Kerndimensionen Aktivität und Identifikation als bipolare Dimensionen, auf denen sich in der negativen Ausprägung Burnout und in der positiven Ausprägung Work Engagement wiederfinden lässt.

3.2   Ursachen und Auswirkungen

Unabhängig davon, ob Work Engagement nun als direkter Gegenpol zu Burnout oder in Abgrenzung dazu betrachtet wird, ist unzweifelhaft eine positive Konnotation mit dem Konstrukt als solches zu erkennen. Im Gegensatz zu Burnout sind somit auch positive Auswirkungen auf die Arbeit zu erwarten. Auch hier stellt sich jedoch die Frage, wie es dazu kommt, dass Menschen einen hohen Grad an Work Engagement aufweisen, während andere dies nicht tun oder sogar in ähnlichen externen Ausgangssituationen an Burnout leiden.

Die Erkenntnisse zur Ursachenforschung von Work Engagement beziehen sich mehrheitlich auf Aussagen aus querschnittlich angelegten Studien, weswegen die Zusammenhänge noch nicht in Gänze erfasst sind. Dennoch spiegeln sich auch bei diesem arbeitsbezogenen Konstrukt sowohl externe als auch interne Faktoren des Menschen wider, die die Ausprägung von Work Engagement beeinflussen. Grundsätzlich wird Work Engagement durch sämtliche positiv mit dem Beruf verknüpften Aspekte gefördert. Eigene Ressourcen, Motivation und Energie stellen hierbei übergeordnete Kriterien da. Bakker und Demerouti (2008) fassen in einem Review den derzeitigen Forschungsstand zusammen und geben die bisher aufgezeigten Ursachen detailliert wieder. Externe Faktoren, die Work Engagement hervorrufen bzw. fördern, sind demnach soziale Unterstützung von Kollegen und Vorgesetzten sowie ein gutes und vertrauensvolles soziales Umfeld im Allgemeinen. Darüber hinaus unterstützen leistungsbezogenes Feedback und eine Anerkennung und Wertschätzung der eigenen Arbeit die Entwicklung von Work Engagement. Die Möglichkeit, sich innerhalb des Berufes persönlich weiterzuentwickeln und dabei auch durch Coaching oder Lehr- bzw. Lernangebote gefördert zu werden, stellt ebenfalls einen förderlichen Aspekt für das Engagement bei der Arbeit dar. Als weitere wesentliche Aspekte werden Autonomie bei der Arbeit und ein gewisser Grad an Vielfältigkeit innerhalb des Anforderungsbereiches als positive Prädiktoren aufgezeigt. Diese externen Arbeitsressourcen werden als besonders wichtige Einflussfaktoren betrachtet, da sie das Erreichen von Arbeitszielen fördern und somit eine Grundlage für berufliche Zufriedenheit legen. Diese wiederum fördert die Motivation hinsichtlich eigener Weiterentwicklung, was wiederum zu einem gesteigerten Work Engagement führen kann.

Sonnentag (2003) konnte darüber hinaus aufzeigen, dass das individuell erfahrene Work Engagement nachweislich damit zusammenhängt, wie gut sich der Einzelne von den Anstrengungen des zurückliegenden Arbeitstages erholen kann. Die Regenerierung in der Freizeit muss sowohl zeitlich ausreichend sein als auch zu physischer und psychischer Entspannung beitragen können.

Als weiteren externen Faktor konnten Bakker et al. (2005) die Wichtigkeit des Lebenspartners aufzeigen. In einer Studie mit über 300 Paaren aus unterschiedlichen Arbeitsbereichen konnte die Arbeitsgruppe nachweisen, dass sich in Beziehungen, in denen beide Partner arbeiten, das Level des Work Engagement auf den Partner überträgt. Positive Arbeitserlebnisse werden somit auch von der Freizeit und der Familie auf die Arbeit transferiert und andersherum. Neben externen beruflichen Einflussfaktoren scheint es demnach auch private Prädiktoren zu geben, die die Ausprägung von Work Engagement beeinflussen.

Neben den externen Einflussfaktoren konnten Mauno et al. (2007) in einer Längsschnittstudie die wahrgenommene Kontrolle des Arbeitenden und sein arbeitsbezogenes Selbstwertgefühl als zeitlich überdauernde Prädiktoren für Work Engagement finden. Diese Ergebnisse und die Ergebnisse weiterer Längsschnittstudien zeigen, dass die Konzentration auf externe Einflussvariablen von Work Engagement zu kurz greift. Ähnlich wie beim Burnout stellen auch interne und stabile Faktoren wesentliche Einflussfaktoren dar. Bakker und Demerouti (2008) fassen diese Faktoren als persönliche Ressourcen zusammen. Neben der Persönlichkeit, die in Kap. 4 aufgrund ihres hohen Stellenwertes separat betrachtet wird, sind es vor allem das Selbstwertgefühl und die Selbstwirksamkeit, die persönliche Resilienz sowie die Art der Stressverarbeitung, die sich als wesentliche Prädiktoren zeigen. Abb 3.3 fasst die Ursachen bzw. Prädiktoren für Work Engagement noch einmal zusammen.

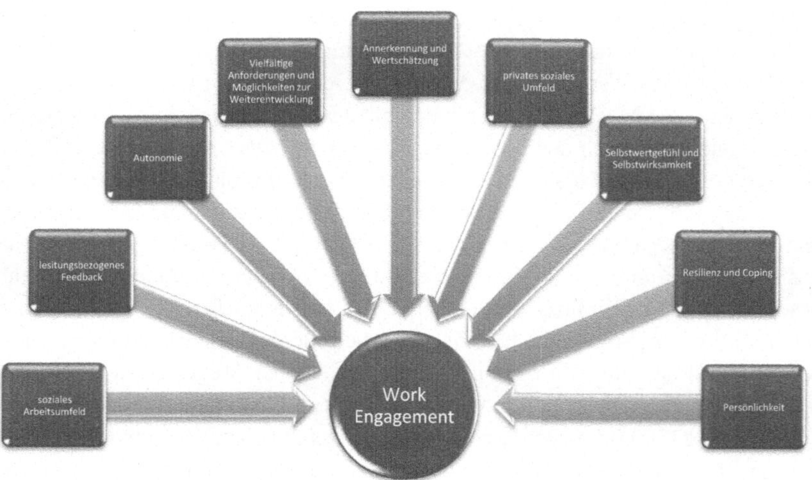

Abb. 3.3 Prädiktoren für Work Engagement

Insgesamt zeigt sich demnach, dass sowohl interne Faktoren im Rahmen von Persönlichkeit und persönlichen Ressourcen als auch externe Faktoren in Form von arbeitsbezogenen Rahmenbedingungen den Grad der Ausprägung von Work Engagement bestimmen.

An diesem Ansatzpunkt finden sich auch zum Thema Work Engagement zahlreiche populärwissenschaftliche Werke und Ratgeber. Vor allem in den Bereichen Führungskräfteentwicklung und Mitarbeitermotivation tauchen die einzelnen Aspekte von Work Engagement wieder auf, wenngleich der Begriff selbst jedoch nicht genutzt wird (Loffing et al. 2006; Ross und Fritzsche 2016; Bergner 2007). Interessanterweise finden sich die Prädiktoren für Work Engagement in der Ratgeberliteratur vor allem in Hinweisen, wie man sein persönliches Burnout oder Burnout bei Mitarbeitern verhindern kann. Im Gegensatz zum Ansatz der Positiven Psychologie, die die Ressourcen des Einzelnen von Beginn an in den Fokus der Betrachtung stellt, wird hier der Fokus weniger auf Prävention und mehr auf Schadensbehebung gelegt. Gleichwertig mit der wissenschaftlichen Fokussierung auf Work Engagement steigt jedoch auch die Anzahl der populärwissenschaftlichen Schriften. Neben einer Erklärung, wie Motivation grundlegend funktioniert, gliedern sich die Ratgeber häufig in Kapitel zu Themen wie „wertschätzendes Feedback geben", „Bedingungen am Arbeitsplatz", „Arbeit zwischen Autonomie und Kontrolle" oder „Umgang mit Stress im Unternehmen" (Loffing et al. 2006; Laufer 2014).

Bereits auf Grundlage der Definition und der durchweg positiv benannten Einflussfaktoren auf Work Engagement liegt die Vermutung nahe, dass ein hohes Maß an Work Engagement ebenfalls positive Auswirkungen hat. Es kann sich sowohl für den Einzelnen als auch im Rahmen eines Kollektivs, zum Beispiel innerhalb einer Abteilung, positiv auswirken. Wissenschaftliche Untersuchungen zeigen, dass engagierte Mitarbeiter hochgradig effizient arbeiten und sich selbst zu besseren Leistungen motivieren können. Sie arbeiten zielstrebiger und sind eher dazu bereit, im Sinne der Aufgabenerfüllung Überstunden in Kauf zu nehmen oder sich selbst weiterzubilden (Bakker 2009). Selbst nach einem sehr langen und anstrengenden Arbeitstag beschreiben diese Mitarbeiter ihre Müdigkeit als angenehmes Gefühl der Erfülltheit und der Überzeugung, etwas Gutes geleistet zu haben. Hohes Work Engagement ließ sich in einer Studie von Salanova et al. (2005) daher auch durch externe Beobachter erfassen. Die Arbeitsgruppe untersuchte Work Engagement bei Hotel- und Restaurantmitarbeitern und fand einen positiven Zusammenhang zwischen der Kundenzufriedenheit und der Ausprägung von Work Engagement.

Insgesamt zeigt sich Work Engagement demnach darin, dass die Mitarbeiter Freude bei der Arbeit haben. Anders als Workaholics arbeiten diese Menschen, weil es ihnen Spaß macht, und nicht aufgrund eines inneren Gefühls der Getriebenheit zur Arbeit (Gorgievski et al. 2010). Diese positive Verbundenheit mit der Arbeit führt gleichzeitig zu einem starken positiven Wohlbefinden. Dieses wiederum geht mit einer besseren wahrgenommenen Gesundheit und hoher Lebenszufriedenheit einher (Schaufeli et al. 2006b).

Persönlichkeit als Prädiktor 4

Sowohl im Rahmen der Diskussionen von Burnout-Ursachen als auch bei der Entstehung von Work Engagement hat die Persönlichkeit als Prädiktor einen entscheidenden Einfluss. Ghorpade et al. (2007) fordern die unbedingte Betrachtung von Persönlichkeit im Zusammenschluss mit den externen Einflussfaktoren. Darüber hinaus stellen Bauer et al. (2003) charakteristische Adaptationen als eine Bedingung zur Entstehungs- bzw. Verhinderungsvariable von Burnout dar. Ähnlich wie der Begriff des Burnout ist auch die Definition der Persönlichkeit stark von unseren Alltagserfahrungen geprägt. Jedoch gibt es an dieser Stelle wissenschaftlich fundierte Begriffsbestimmungen, die breiten Konsens in der Wissenschaft finden. So definieren Psychologen, beispielsweise Pervin et al. (2005), jene Charakteristika oder Merkmale des Menschen als Persönlichkeit, die konsistente Muster des Fühlens, Denkens und Verhaltens ausmachen. Dazu gehören zum einen die stabilen Persönlichkeitsmerkmale, aber auch weniger stabile Merkmale, die sogenannten charakteristischen Adaptationen. Diese werden als zeitlich und situativ angepasste Verhaltensweisen (daher Adaptationen) definiert, die aber auch typisch für eine Person sind (daher charakteristisch). Kennzeichnend für charakteristische Adaptationen ist, dass sie sich über die Zeit verändern, z. B. durch umweltbezogene oder kulturelle Einflüsse, und damit auch durch Beratung und Therapie modifiziert werden können. Zu den charakteristischen Adaptationen zählen Motive, Ziele, Pläne, Werte, Einstellungen, Selbstbilder, spezifische Fertigkeiten und Talente, Bindungsstile, Copingstile, Abwehrmechanismen und viele weitere Aspekte der menschlichen Persönlichkeit. Im Rahmen der Forschung zu den Themen Burnout und Work Engagement stellen vor allem die persönlichen Motive, das eigene Selbstbild, aber auch Copingstile entscheidende Einflussfaktoren dar. Die in Abb. 2.2 abgedruckten Schwerpunktfragen und die in Abb. 3.3 aufgezeigten Prädiktoren für Work Engagement verdeutlichten diesen Zusammenhang bereits. Aufgrund der Vielfalt der charakteristischen Adaptationen kann

© Springer Fachmedien Wiesbaden GmbH 2017

F. Sisolefsky et al., *Persönlichkeit, Burnout und Work Engagement,*

essentials, DOI 10.1007/978-3-658-16726-4_4

im Rahmen dieses *essentials* kein näherer Einblick in die Zusammenhänge zu Burnout und Work Engagement gegeben werden. Ein tieferer Einblick in diese Thematik findet sich bei Herzberg und Roth (2014).

4.1 Das Modell der Big Five

Neben veränderbaren Persönlichkeitsmerkmalen weisen vor allem dispositionelle, also relativ stabile Persönlichkeitseigenschaften sowohl in der Alltagspsychologie als auch der Persönlichkeitspsychologie einen besonderen Stellenwert auf. So ist die Beschreibung von Personen mit Hilfe von Persönlichkeitseigenschaften die bevorzugte Art und Weise im Alltag, sich und andere zu charakterisieren. Nun gibt es eine Fülle von Eigenschaften von A wie albern, aufrichtig, anschmiegsam … bis Z wie zaghaft, zurückhaltend oder zynisch. Um die Vielfalt der Eigenschaftsbegriffe handhabbar zu machen, bedarf es einer Theorie, welche die Eigenschaftsbegriffe systematisiert. In der Geschichte der Persönlichkeitspsychologie wurden zahlreiche Modelle entwickelt, die Eigenschaften (synonym: Trait) als zentrale Beschreibungsebene der Persönlichkeit betrachten. Das Big-Five-Modell ist das bekannteste Modell und empirisch sehr gut abgesichert. Das Modell basiert auf dem lexikalischen Ansatz, der davon ausgeht, dass diejenigen Merkmale, die besonders wichtig für die Beschreibung von Personen sind, sich in der Alltagssprache niedergeschlagen haben. Der lexikalische Ansatz versucht, die Grunddimensionen der Persönlichkeit aus der Analyse der in der Sprache enthaltenen Beschreibungsmöglichkeiten zu extrahieren. Dazu wird das gesamte Lexikon einer Sprache schrittweise auf eine überschaubare Anzahl von Eigenschaftsbeschreibungen (z. B. Adjektive) reduziert. Diese Eigenschaftsbezeichnungen werden dann Personen zur Beurteilung vorgelegt, um über statistische Verfahren (Faktoranalysen) zu wenigen, möglichst unabhängigen Faktoren zu kommen, mit denen sich Personen beschreiben lassen. Über verschiedene Sprachen und Kulturen, Probandenstichproben und Altersgruppen hinweg resultieren meist fünf ähnliche Faktoren, die als „Big Five" bezeichnet werden (McCrae und Terracciano 2005). Diese Persönlichkeitsdimensionen heißen: Neurotizismus, Extraversion, Offenheit für Erfahrungen, Verträglichkeit und Gewissenhaftigkeit.

Personen mit einem hohen Wert in Neurotizismus sind generell empfindlicher und neigen unter Stress dazu, leichter aus dem Gleichgewicht zu kommen. Sie können als ängstlich, nervös, selbstunsicher, aufgeregt, klagend und depressiv beschrieben werden.

Extraversion ist gekennzeichnet durch hohe Geselligkeit, Gesprächigkeit, Aktivität und Expressivität. Extravertierte Personen suchen den Kontakt mit anderen

Menschen, neigen zu Optimismus und sind eher heiter gestimmt. Demgegenüber sind introvertierte Personen zurückhaltend, distanziert, kontaktscheu und weniger lebhaft. Unterschiede hinsichtlich der Extravertiertheit von Personen zeigen sich also vor allem in der Art des Aufsuchens und Ausgestaltens sozialer, interaktiver Situationen sowie in der Ausdrucksstärke und Aktivität im eigenen Verhalten.

Personen mit einer hohen Ausprägung in Offenheit sind vielfältig interessiert, z. B. an neuen Erfahrungen, Erlebnissen, Handlungen und Eindrücken, an Theorien und am kulturellen Geschehen, aber auch an Gefühlen und ästhetischen Inhalten. Sie werden als fantasievoll, neugierig, unkonventionell, experimentierfreudig und einfallsreich beschrieben und sind eher geneigt, bestehende Normen und Wertvorstellungen kritisch zu hinterfragen.

Verträglichkeit äußert sich in einem vertrauensvollen, wohlwollenden, gutmütigen, freundlichen und hilfsbereiten Umgang mit anderen Menschen. Verträglichere Personen erwarten das Beste von anderen Menschen, sind toleranter und geben im Zweifelsfall bei Konflikten nach. Personen mit einer niedrigen Verträglichkeit sind eher argwöhnisch, sarkastisch, unkooperativ, berechnend, kalt und streitsüchtig. Außerdem neigen sie stärker dazu, sich mit anderen Personen zu vergleichen und mit ihnen zu konkurrieren.

Gewissenhaftigkeit äußert sich in einem hohen Grad an Selbstorganisation, Zielstrebigkeit, Leistungsorientierung, Beharrlichkeit, Pflichtbewusstsein, Ordentlichkeit und Zuverlässigkeit. Gewissenhaftigkeit zeigt sich in Ergebnissen des eigenen Handelns, also etwa der Sorgfalt der Ausführung bestimmter Aufgaben oder der Genauigkeit, mit der Anweisungen und Regeln befolgt wurden und auch formale Prinzipien der Korrektheit beachtet werden. Sehr hohe Gewissenhaftigkeit kann auch mit einer gewissen Zwanghaftigkeit, was formelle Regeln und allgemeine Einstellungen angeht, einhergehen.

Diese fünf Faktoren repräsentieren relativ globale, deskriptive Konstrukte, die eine relative zeitliche Stabilität besitzen und einen genetischen Ursprung haben. Der genetische Anteil an den Big Five wird mit ungefähr 50% angegeben. Das heißt, dass der Anteil der Unterschiede zwischen Personen in Bezug auf die Big Five zu ungefähr 50% genetisch bedingt ist, die andere Hälfte auf Umwelteinflüsse (vor allem die sogenannte nicht geteilte Umwelt, also individuelle Erfahrungen und Einflüsse) zurückzuführen ist. Im Zusammenhang mit der Erkrankung an Burnout muss auf der Grundlage dieser Zusammenhänge der Fokus der Ursachenforschung noch deutlich unabhängiger von externen Faktoren werden und auch die Idee einer Vererbung von möglichen Burnout-Risiken mit in Betracht ziehen. Känel (2008) weist jedoch auch vor dem Hintergrund dieses Wissensstandes darauf hin, dass keine explizite Burnout-Persönlichkeit existiert. Vielmehr existieren Zusammenhänge einzelner Traits mit Burnout bzw. neigen bestimmte Persönlichkeitstypen, beispielsweise besonders zwanghafte Persönlichkeiten, statistisch gesehen eher dazu, an Burnout zu erkranken.

4.2 Einflussfaktoren und Zusammenhänge

Das Modell der Big Five hat sich in der Burnout-Forschung nicht nur etabliert, weil es das am häufigsten in der Psychologie verwendete Modell der Persönlichkeit ist, sondern vor allem, weil sich in ersten Analysen bedeutende Zusammenhänge zwischen einigen der Facetten und Burnout, aber auch Work Engagement gezeigt haben. Alarcon et al. (2009) fassen in ihrer Metaanalyse die Ergebnisse aus 114 Studien zusammen und zeigen deutlich, dass jedes Persönlichkeitsmerkmal in einem Zusammenhang mit Burnout steht. Die Stärke des Zusammenhangs variiert jedoch extrem. Insgesamt stellen sie jedoch heraus, dass alleine durch die fünf Persönlichkeitsfacetten ca. 30% der Varianz in den drei Burnout-Facetten emotionale Erschöpfung, Depersonalisation und persönliche Leistungsfähigkeit aufgeklärt werden können. Daran zeigt sich deutlich die Größe des Einflussfaktors Persönlichkeit auf Burnout und auf Work Engagement. Am wichtigsten scheinen die Facetten Neurotizismus und Gewissenhaftigkeit zu sein. Work Engagement dagegen wird am besten durch niedrige Ausprägungen in Neurotizismus und ein hohes Maß an Extraversion charakterisiert (Langelaan et al. 2006).

In Bezug auf Burnout ergeben sich für diese Zusammenhänge zwei mögliche Erklärungsansätze: In einem ersten Ansatz wird Neurotizismus als Vulnerabilitätsfaktor betrachtet. Personen mit einer hohen Ausprägung in Neurotizismus sind emotional besonders labil und werden leichter durch äußere Risikofaktoren verwundet. Sie neigen eher dazu, psychische Störungen zu entwickeln. Vulnerabilität geht mit der Tendenz einher, aktiv und impulsiv zu sein, leicht aggressiv zu reagieren und sich schnell über andere aufzuregen. Neurotizismus wird in diesem Ansatz demnach als Erklärung für eine hohe Stresssensitivität verantwortlich gemacht. Neurotische Personen erleben ihre Umwelt als fordernder und entwickeln schneller negative Emotionen, was sich in einer verringerten persönlichen Leistungsfähigkeit widerspiegelt (Suls 2001).

Bolger und Schilling (1991) beschäftigten sich schon sehr früh mit dem Einfluss von Persönlichkeit auf den Umgang mit problematischen Situationen im Alltag bzw. den Reaktionen auf alltäglichen Stress in Abhängigkeit von der Persönlichkeit. Basierend auf der Grundlage, dass die Vermeidung von Stress auch zur Vermeidung von Burnout führt, gehen die Autoren davon aus, dass neurotische Menschen eher zu Burnout neigen, weil alltägliche Dinge sie mehr erschöpfen und Stress verursachen. Diese Stressoren existieren für weniger neurotische

Menschen gar nicht. Betrachtet man die drei Facetten von Burnout separat, zeigt sich deutlich, dass hohe Ausprägungen von Neurotizismus vor allem mit emotionaler Erschöpfung korrelieren. Aber auch Depersonalisation lässt sich durch Neurotizismus gut vorhersagen. Für diese Facette kann aber auch Verträglichkeit als guter Prädiktor angesehen werden. Je verträglicher und umgänglicher Menschen sind, desto geringer ist das Risiko einer kognitiven und physischen Distanziertheit und Gefühllosigkeit (Alarcon et al. 2009).

Diese Ergebnisse werden in einer Vielzahl von Studien repliziert und bestätigt. Ghorpade et al. (2007) geben mit ihren Ergebnissen einen kurzen und kompakten Überblick in Bezug auf die Big Five und die drei Burnout-Facetten. Diese Ergebnisse sollen an dieser Stelle eine Übersicht über die wichtigsten Erkenntnisse geben: Es zeige sich, dass sowohl in der Theorie als auch in der Praxis ein deutlicher Zusammenhang zwischen Persönlichkeit und Burnout besteht. Emotionale Erschöpfung zeigt sich vor allem bei introvertierten und neurotischen Personen. Emotionale Stabilität und Verträglichkeit dienen als persönliche Schutzfaktoren gegen die Burnout-Facette der Depersonalisation. Ein ausgeprägtes, aber gesundes Maß an Gewissenhaftigkeit, Extraversion und Verträglichkeit gehen mit einer hohen persönlichen Leistungsfähigkeit einher. Dies bedeutet auch, weniger gewissenhafte und eher verschlossene Menschen weisen auch eine geringere persönliche Leistungsfähigkeit auf. Zusammenfassend berufen sich Ghorpade et al. (2007) bei ihrer Theorie darauf, dass Burnout eine Art Verhalten sei und dass Verhalten schon immer von zwei Faktoren beeinflusst wurde: von der Umwelt und von der Persönlichkeit. Wie viele andere Autoren auch, fordern sie daher dazu auf, die Persönlichkeit in den Fokus von Präventions- und Therapiemaßnahmen zu nehmen (Langelaan et al. 2006; Känel 2008).

Im Umkehrschluss zu den gezeigten Zusammenhängen erscheint es selbstverständlich, dass Work Engagement nur Menschen aufweisen, deren Ausprägung in Neurotizismus gering ist. Vor allem ein hohes Maß an Extraversion und Gewissenhaftigkeit zeigen sich als sehr gute Prädiktoren für hohes Work Engagement.

Praxisbeispiel Assistenzärzte 5

Bei der ständigen Diskussion über die Bedeutung externer Einflussfaktoren für die Entstehung von Burnout liegt es nahe, typische von Burnout betroffene Berufsbilder hinsichtlich der Prävalenzen von Burnout, aber eben auch von Work Engagement zu untersuchen. Freudenberger (1974) erfasste das Phänomen Burnout erstmals in Pflegeberufen. Bis heute hält sich die Hypothese, dass Burnout vor allem in Berufen auftritt, bei denen mit Menschen gearbeitet wird. Dazu gehören vor allem Pflege- oder Lehrberufe. Grassi und Magnani (2000) konnten in ihrer Untersuchung aufzeigen, dass sogar 25 bis 30% aller stationär und ambulant arbeitenden Ärzte im Laufe ihrer beruflichen Tätigkeit an Burnout erkranken. Gerade die Arbeitsbedingungen von Assistenzärzten zeigen hohe Risikofaktoren, um an Burnout zu erkranken (Yost et al. 2005). Der Beruf selbst ist äußerst fordernd und geprägt durch ein hohes Maß an Stress. Zeitliche Belastungen und die häufig katastrophalen Arbeitsbedingungen in Krankenhäusern stellen potenzielle Gefahrenquellen dar. Ständige Erreichbarkeit, wechselnde Schichtzeiten und ein hohes Maß an Verantwortung stellen weitere externe Bedingungsfaktoren dar. Aufgrund der geringen Berufserfahrung und des für die Situationen nicht immer ausreichenden Fachwissens haben gerade junge Ärzte häufig Probleme mit ihrem Selbstwertgefühl und dem Glauben an die eigenen Ressourcen (Ommen et al. 2008).

Aufgrund der nahezu durchweg negativen externen Faktoren, die die Entwicklung eines Burnout schon frühzeitig begünstigen, kommt den persönlichen Ressourcen des Einzelnen eine besondere Bedeutung zu. Insbesondere die

---

In diesem Kapitel sind immer beide Geschlechter durch den Begriff Assistenzärzte angesprochen. Sollte es geschlechtsspezifische Unterschiede geben, sind diese explizit ausgewiesen.

© Springer Fachmedien Wiesbaden GmbH 2017
F. Sisolefsky et al., *Persönlichkeit, Burnout und Work Engagement,*
essentials, DOI 10.1007/978-3-658-16726-4_5

Persönlichkeit, die in diversen Studien als einer der wesentlichen Prädiktoren sowohl für Burnout als auch für Work Engagement bestätigt wurde, kann hier als wesentlicher Ansatzpunkt zur Prävention genutzt werden.

Rana et al. (2015) haben exakt diesen Schwerpunkt untersucht. In ihrer Studie konnten sie anhand von 469 Assistenzärzten aus ganz Deutschland zum einen die bestehenden Forschungsergebnisse zum Einfluss von Persönlichkeit auf Burnout und Work Engagement bestätigen. Zum anderen konnten sie diese Erkenntnisse direkt zum Arbeitsumfeld von Assistenzärzten in Beziehung setzen. Es zeigte sich, dass Neurotizismus vor allem zur Vorhersage von Burnout einen wesentlichen Beitrag leistet. Junge Ärzte, die grundsätzlich eher dazu neigen, negative Emotionen zu empfinden, und launisch sind, erweisen sich als weniger stressresistent. Dies fördert vor allem das Gefühl einer emotionalen Erschöpfung. Neurotische Ärzte zeigen auch deutlich schneller Anzeichen von Depersonalisation, indem sie ihren Patienten gefühllos und distanziert gegenübertreten. Wenig neurotische Assistenzärzte zeigen dagegen, dass sie ihre Arbeit in der Regel als erfüllend erlebten. Ausgeglichenheit und diese innere Zufriedenheit führen zu einem aktiveren Einbringen in die Arbeit beispielsweise bei der Übernahme von Stationsdiensten, aber auch bei der Beteiligung an Sonderprojekten.

Das Persönlichkeitsmerkmal Extraversion wurde als positiver Prädiktor für die Burnout-Facette der persönlichen Leistungsfähigkeit und für Work Engagement im Allgemeinen identifiziert. Demnach zeigen sich Assistenzärzte, die in der Selbsteinschätzung eher energisch, optimistisch und durchsetzungsfähig sind, als leistungsfähig. Sie erleben durch ihre Arbeit Befriedigung und Stolz, was sich wiederum leistungssteigernd auswirkt.

Alarcon et al. (2009) zeigten in ihrer Metaanalyse die Wichtigkeit des Persönlichkeitsmerkmals Verträglichkeit. Es hat einen signifikant negativen Einfluss auf die Burnout-Dimension Depersonalisierung und einen signifikant positiven Einfluss auf die persönliche Leistungsfähigkeit. Besonders verträgliche Assistenzärzte neigen daher eher zu einem grundlegend wertschätzenden und humanen Umgang ihren Patienten gegenüber. Diese Grundhaltung ist stabil und zeigt sich u. a. auch darin, dass diese Ärzte ihren Patienten auch in stressigen Situationen weniger zynisch und gefühllos gegenübertreten, als es ihre Kollegen tun, deren Verträglichkeit weniger ausgeprägt ist. Darüber hinaus zeigt sich, dass Ärzte, die über sich selbst berichten, dass sie hilfsbereit und mitfühlend sind, verstärkt Gefühle von beruflicher Erfüllung empfinden und bereit sind, mehr zu leisten. Verträglichkeit als Persönlichkeitseigenschaft bietet damit eine interne Ressource, die vor der Entwicklung von Depersonalisierung schützt und sich positiv auf das eigene Leistungserleben auswirkt. Da im Arztberuf die verschiedenen Facetten von Verträglichkeit besonders wichtig sind, erklärt sich auch, warum viele Ärzte im Vergleich zur Gesamtbevölkerung überdurchschnittlich hohe Verträglichkeits-werte aufweisen (McManus et al. 2011). Um ihren Beruf zur Zufriedenheit ihrer Patienten auszuführen, sind Komponenten wie verständnisvolle Zuwendung zu den Patienten, Fürsorge und die Bereitschaft, zu helfen, wichtige Bestandteile. Junge Ärzte, die nicht nur für die körperlichen Symptome ihrer Patienten Ver-ständnis aufbringen, sondern sich auch emotional mit ihnen auseinandersetzen und sich Zeit nehmen, um auf ihre Bedürfnisse, Sorgen und Nöte einzugehen, sorgen in der Regel für ein hohes Maß an Patientenzufriedenheit. Dies wiederum spiegelt sich in Form des entgegengebrachten Dankes bei den Ärzten wider und führt zu einem positiven eigenen Befinden und der Motivation, weiterzuarbeiten. Darüber hinaus sind verträgliche Ärzte nicht nur an einem positiven Umgang mit Patienten interessiert, sondern behandeln auch ihre Kollegen und Mitarbeiter mit Respekt und Wertschätzung. Das führt zu einem positiven Arbeitsklima, welches wiederum der Entwicklung von Burnout entgegenwirkt.

Auch für Gewissenhaftigkeit und Offenheit konnten Rana et al. (2015) die bisherigen Forschungsergebnisse bestätigen. Zielstrebigkeit, Ehrgeiz und Wil-lenskraft, als wesentliche Facetten von Gewissenhaftigkeit, führen auch bei den Assistenzärzten zu Gefühlen beruflicher Zufriedenheit und Erfüllung. Offenheit für neue Erfahrungen spiegelt sich bei den jungen Ärzten vor allem im Hinblick auf eine Verbesserung der Patientenversorgung wider. Wissbegierige und vielsei-tig orientierte und interessierte Ärzte sind neuen Behandlungsmethoden gegen-über positiv eingestellt und sind für neue Erfahrungen und auch kreative Ansätze zur Behandlung ihrer Patienten offen. Diese wertschätzende Haltung gegenüber Verbesserungsmöglichkeiten wirkt sich positiv auf ihre Arbeitseffektivität und die berufliche Kompetenz aus. In der Folge zeigt sich Offenheit für neue Erfahrungen als ein guter Prädiktor für Work Engagement, da es sich förderlich auf die persön-liche Leistungsfähigkeit auswirken kann.

Insgesamt ist die Forschung zu den gesundheitsbezogenen Themen Burn-out und Work Engagement im Gesundheitssektor und vor allem bei Ärzten und Pflegern besonders relevant, da Burnout hier nicht nur zu gesundheitlichen Ein-schränkungen und Einschränkungen in der Lebensqualität der Betroffenen führt, sondern auch mit enormen Auswirkungen auf die Arbeitsleistung einhergeht. Im Zweifel kann dies zu erheblichen Einschränkungen bei der Versorgung der Patienten oder auch zu vermehrten Fehlentscheidungen führen (Shanafelt et al. 2002). Kang et al. (2013) konnten in einer neueren Studie wiederholt nachweisen, dass Burnout die Wahrscheinlichkeit von Behandlungsfehlern erhöht. Weiterhin konnte gezeigt werden, dass sich durch diese vermehrten Fehler die Stresssensi-tivität von Ärzten erhöht und sie somit auch für weitere Fehler deutlich anfälli-ger werden. Dies wiederum kann im Zusammenspiel mit anderen Faktoren dazu führen, dass sich ein Burnout weiter verstärkt oder entwickelt. Die tatsächliche und die wahrgenommene Leistungsfähigkeit werden als reduziert empfunden, was zu einer Entfremdung vom Berufsverständnis führt und wiederum die Frage nach dem Sinn des eigenen Handelns in den Raum treten lässt. Behandlungsfehler und der daraus resultierende persönliche Stress wirken demnach wie ein Zirkelschluss, um Burnout zu verstärken (West et al. 2006).

Es zeigt sich also gerade in Berufen innerhalb des Gesundheitssektors die Wichtigkeit einer Burnout-Prävention. Junge Ärzte sollten bereits im Rahmen ihrer Ausbildung mit den späteren Arbeitsbedingungen konfrontiert werden und Mittel und Wege aufgezeigt bekommen, wie sie damit umgehen können. Insgesamt zeigen Ommen et al. (2008), dass Sozialkapital als Ressource in den Krankenhäusern Deutschlands noch nicht angekommen ist. Die Erwartungshaltungen an das Personal sind groß, ohne jedoch Gegenleistungen im Sinne einer guten Work-Life-Balance anzubieten. Die Wichtigkeit der persönlichen Einflussfaktoren und Risikofaktoren sollte den jungen Ärzten im Sinne einer Prävention, aber auch um Work Engagement zu fördern, bewusst gemacht werden. Rana et al. (2015) fordern eine aktivere Integration der wissenschaftlichen Ergebnisse in die Praxis, um bereits junge Ärzte für diese Themen zu sensibilisieren. Im eigenen Interesse, langfristig zufrieden den Beruf des Arztes ausüben zu können, ist eine individuelle Betrachtung von internen Risikofaktoren, wie der eigenen Persönlichkeit, dem Umgang mit Stress, dem sozialen Umfeld, sowie externen Risikofaktoren, wie den Umgebungsfaktoren, dem Umgang mit Kollegen und Vorgesetzten etc., unabdingbar.

Fazit und Ausblick 6

Burnout und die damit verbundene Diskussion über die negativen Auswirkungen der gesellschaftlichen Veränderungen und die Arbeitsbedingungen sind aus der heutigen gesellschaftlichen Debatte nicht mehr wegzudenken. Wichtig ist es – und dazu soll dieses *essential* anregen –, nicht nur in einem wissenschaftlichen, sondern auch in einem alltäglichen Diskurs die externen Risikofaktoren nicht zu überschätzen und den Fokus mehr auf persönliche Ressourcen zu legen. Das Konzept des Work Engagement und die damit verbundene grundsätzliche Haltung einer positiven und ressourcenorientierten Beschäftigung mit der Arbeit finden im Rahmen des Coachings und der Schulung von Führungskräften mittlerweile Anklang. Die erforderliche Umsetzung dauerhafter Präventionsmaßnahmen, um Burnout erst gar nicht entstehen zu lassen, bleibt aber bis heute unbefriedigend.

Im Rahmen der Therapie von Burnout, aber auch bei der Entwicklung von Präventionsmaßnahmen gilt es weiterhin wissenschaftlich fundierte und evaluierte Lösungen zu finden und eine klare Trennung von kostspieligen Erholungsangeboten zu bewirken (Hillert 2012). Wichtig ist es in diesem Kontext jedoch auch, auf sein eigenes Empfinden zu hören. Die eigene Persönlichkeit ist nicht nur ein Prädiktor für Burnout oder Work Engagement, sondern sie sollte auch eine Leitlinie dazu sein, wie jeder Einzelne mit seinen Arbeitsbedingungen umgeht, um für sich selbst einen gesunden Weg einer tatsächlichen individuellen Work-Life-Balance zu finden.

© Springer Fachmedien Wiesbaden GmbH 2017   41
F. Sisolefsky et al., *Persönlichkeit, Burnout und Work Engagement,*
essentials, DOI 10.1007/978-3-658-16726-4_6

Was Sie aus diesem *essential* mitnehmen können

- Die Diskussion über Burnout ist omnipräsent. Studien zeigen einen deutlichen Anstieg der Krankheitstage, der auf die Burnout-Symptomatik zurückzuführen ist. Die Veränderung der Arbeitsbedingungen in den letzten Jahrzehnten gilt als wesentlicher Ansatzpunkt für diese Entwicklung.
- Work Engagement hat sich als Gegenpol zu Burnout im wissenschaftlichen Diskurs durchgesetzt und im Rahmen der Positiven Psychologie großen Anklang gefunden. Hierbei soll auch in arbeitsbezogenen Kontexten der Fokus auf eigene persönliche Ressourcen gelegt werden.
- Sowohl Burnout als auch Work Engagement sind neben externen Risikofaktoren vor allem von der eigenen Persönlichkeit abhängig. An dieser Stelle sollten daher auch Präventions- und Therapiemaßnahmen ansetzen.
- In Zukunft gilt es vor allem wissenschaftlich fundierte Ergebnisse über die Therapie von Burnout sowie die Steigerung von Work Engagement zu erlangen, um langfristige Präventionsmaßnahmen bereits frühzeitig in die Ausbildung besonders gefährdeter Berufsgruppen zu etablieren.

© Springer Fachmedien Wiesbaden GmbH 2017
F. Sisolefsky et al., *Persönlichkeit, Burnout und Work Engagement,*
essentials, DOI 10.1007/978-3-658-16726-4

Literatur

Alarcon, G., Eschleman, K. J., & Bowling, N. A. (2009). Relationship between personality variables and burnout: A meta analysis. *Work & Stress, 23*(3), 244–263.

Bahlmann, J., Angermeyer, M. C., & Schomerus, G. (2013). "Burnout" statt "Depression" – eine Strategie zur Vermeidung von Stigma? *Psychiatrische Praxis, 40*(2), 78–82. doi:10.1055/s-0032-1332891.

Bakker, A. B. (2009). Building engagament in the workplace. In R. J. Burke & C. L. Cooper (Hrsg.), *The peak performing organization* (S. 50–72). Oxon: Routledge.

Bakker, A. B., & Demerouti, E. (2008). Towards a model of work engagement. *Career Development International, 13*(3), 209–223. doi:10.1108/13620430810870476.

Bakker, A. B., Demerouti, E., & Schaufeli, W. B. (2005). The crossover of burnout and work engagement among working couples. *Human Relations, 58*(5), 661–689. doi:10.1177/0018726705055967.

Bakker, A. B., Demerouti, E., & Verbeke, W. (2004). Using the job demands-resources model to predict burnout and performance. *Human Resource Management, 43*(1), 83–104. doi:10.1002/hrm.20004.

Bakker, A. B., Schaufeli, W. B., Leiter, M. P., & Taris, T. W. (2008). Work engagement: An emerging concept in occupational health psychology. *Work & Stress, 22*(3), 187–200. doi:10.1080/02678370802393649.

Bakker, A. B., Van der Zee, K. I., Lewig, K. A., & Dollard, M. F. (2006). The relationship between the big five personality factors and burnout: A study among volunteer counselors. *The Journal of social psychology, 146*(1), 31–50. doi:10.3200/SOCP.146.1.31-50.

Bauer, J., Häfner, S., Kächele, H., & Dahlbender, R. W. (2003). Burnout und Wiedergewinnung seelischer Gesundheit am Arbeitsplatz. *Psychotherapie Psychosomatik und Medizinische Psychologie, 53*, 213–222.

Berger, M., Falkai, P., & Maier, W. (2012). Burnout ist keine Krankheit. *Deutsches Ärzteblatt, 5*, 212–215.

Berger, M., Linden, M., Schramm, E., Hillert, A., Voderholzer, U., & Maier, W. (2012). Positionspapier der Deutschen Gesellschaft für Psychiatrie, Psychotherapie und Nervenheilkunde (DGPPN) zum Thema Burnout. *Nervenarzt, 4*, 537–543.

Bergner, M. H. (2007). *Burnout-Prävention. Das 9-Stufen-Programm zur Selbsthilfe.* Stuttgart: Schattauer.

© Springer Fachmedien Wiesbaden GmbH 2017

F. Sisolefsky et al., *Persönlichkeit, Burnout und Work Engagement,*

essentials, DOI 10.1007/978-3-658-16726-4

Bolger, N., & Schilling, E. A. (1991). Personality and the problems of every day life: The role of neuroticism in exposure and reactivity to daily stressors. *Journal of Personality, 59*(3), 355–386.

Bundespsychotherapeutenkammer (BPtK). (2014). BPtK-Studie zur Arbeits- und Erwerbsunfähigkeit: Psychische Erkrankungen und gesundheitsbedingte Frühverrentung.

Burisch, M. (2013). *Das Burnout-Syndrom. Theorie der inneren Erschöpfung; [zahlreiche Fallbeispiele, Hilfen zur Selbsthilfe].* (3., überarb. Aufl.). Heidelberg: Springer.

Burisch, M. (2015). *Dr. Burischs Burnout-Kur – für alle Fälle.* Heidelberg: Springer.

Büssing, A., & Perrar, K. M. (1992). Die Messung von Burnout. Untersuchung einer deutschen Fassung des Maslach Burnout Inventory (MBI-D). *Diagnostica, 38*(4), 328–353.

Cherniss, C. (1982). Cultural trends: Political, economic, and historical roots of the problem. In W. S. Paine (Hrsg.), *Job stress and burnout.* Beverly Hills: Sage.

Colbert, A. E., Mount, M. K., Harter, J. K., Witt, L. A., & Barrick, M. R. (2004). Interactive effects of personality and perceptions of the work situation on workplace deviance. *Journal of Applied Psychology, 89*(4), 599–609.

Csikszentmihalyi, M. (2010). *Das flow-Erlebnis: jenseits von Angst und Langeweile: im Tun aufgehen* (10. Aufl.). Stuttgart: Klett.

Dale, J., & Weinberg, R. (1990). Burnout in sport: A review and critique. *Journal of Applied Sport Psychology, 2*(1), 67–83.

Dilling, H., Mombour, W., & Schmidt, M. H. (Hrsg.). (2015). *Internationale Klassifikation psychischer Störungen: ICD-10 Kapitel V (F) – Klinisch-diagnostische Leitlinien.* Göttingen: Hogrefe.

Freudenberger, H. J. (1974). Staff burn out. *Journal of Social Issues, 30*(1), 159–165.

Ghorpade, J., Lackritz, J., & Singh, G. (2007). Burnout and personality: Evidence from academia. *Journal of Career Assessment, 15*(2), 240–256. doi:10.1177/1069072706298156.

González-Romá, V., Schaufeli, W. B., Bakker, A. B., & Lloret, S. (2006). Burnout and work engagement. Independent factors or opposite poles? *Journal of Vocational Behavior, 68*(1), 165–174. doi:10.1016/j.jvb.2005.01.003.

Gorgievski, M. J., Bakker, A. B., & Schaufeli, W. B. (2010). Work engagement and workaholism. Comparing the self-employed and salaried employees. *The Journal of Positive Psychology, 5*(1), 83–96. doi:10.1080/17439760903509606.

Graf, B., Loga, J., & Seiter, P. (2013). *Raus aus dem Burnout mit richtiger Ernährung.* Norderstedt: Books on Demand.

Grassi, L., & Magnani, K. (2000). Psychiatric morbidity and burnout in the medical profession: An Italian study of general practioners and hospital physicians. *Psychotherapy and Psychosomatics, 69*, 329–334.

Günthner, A., & Batra, A. (2015). *Stressmanagement und Burnout-Prävention. Der verhaltenstherapeutische Weg.* Stuttgart: Kohlhammer.

Hakanen, J. J., Bakker, A. B., & Schaufeli, W. B. (2006). Burnout and work engagement among teachers. *Journal of School Psychology, 43*(6), 495–513. doi:10.1016/j.jsp.2005.11.001.

Heim, R., & Schulze, B. (2008). Burnout-Syndrom: Zur professionellen Therapie einer neuen klinischen Herausforderung. *Schweiz Med Forum, 8*(32), 569–573.

Heinemann, H. (2012). *Warum Burnout nicht vom Job kommt: Die wahren Ursachen der Volkskrankheit Nr. 1.* Aßlar: adeo.

Hermer, M., & Röhrle, B. (2008). Therapeutische Beziehungen: Geschichte, Entwicklungen und Befunde. In M. Hermer & B. Röhrle (Hrsg.), *Handbuch der therapeutischen Beziehung* (1. Aufl., Bd. 1+2, S. 15–105). Tübingen: DGVT.

Herzberg, P. Y., & Roth, M. (2014). *Persönlichkeitspsychologie*. Wiesbaden: Springer.

Hillert, A. (2012). How is burnout treated? Treatment approaches between wellness, job-related prevention of stress, psychotherapy, and social criticism. *Bundesgesundheitsblatt, Gesundheitsforschung, Gesundheitsschutz, 55*(2), 190–196. doi:10.1007/s00103-011-1411-1.

Hillert, A., & Marwitz, M. (2006). *Die Burnout Epidemie. oder Brennt die Leistungsgesellschaft aus?*. München: Beck.

Kahn, W. A. (1990). Psychological conditions of personal engagement and disengagement at work. *The Academy of Management Journal, 33*(4), 692–724.

Känel, R. von. (2008). *Das Burnout-Syndrom: eine medizinische Perspektive. Praxis, 97*(9), 477–487. doi:10.1024/1661-8157.97.9.477.

Kang, E.-K., Lihm, H. S., & Kong, E.-H. (2013). Association of intern and resident burnout with self-reported medical errors. *Korean Journal of Family Medicine, 34*(1), 36–42.

Kapfhammer, H. P. (2012). Burnout. Krankheit oder Symptom? *Der Internist, 53* (11), 1276–1287, 1280–1282, 1284–1286, 1288. doi: 10.1007/978-3-658-16726-9.

Karasek, R. A. (1979). Job demands, job decision latitude, and mental strain: Implications for job redesign. *Administrative Science Quarterly, 24*(2), 285–308.

Kaschka, W. P., Korczak, D., & Broich, K. (2011). Burnout: A fashionable diagnosis. *Deutsches Ärzteblatt international, 108*(46), 781–787. doi:10.3238/arztebl.2011.0781.

Kraemer, H. (2012). *Soforthilfe bei Stress und Burn-out. Neue Energie in wenigen Tagen – Coaching mit Neuroimagination – Strategien der Vorbeugung* (3. Aufl.). München: Kösel.

Langelaan, S., Bakker, A. B., Doornen, L. J. P. van, & Schaufeli, W. B. (2006). Burnout and work engagement: Do individual differences make a difference? *Personality and Individual Differences, 40*(3), 521–532. doi:10.1016/j.paid.2005.07.009.

Laufer, H. (2014). *Grundlagen erfolgreicher Mitarbeiterführung. Führungspersönlichkeit, Führungsmethoden, Führungsinstrumente*. Offenbach: Gabal.

Layard, R. (2005). *Die glückliche Gesellschaft. Kurswechsel für Politik und Wirtschaft*. Frankfurt a. M.: Neubauer.

Loffing, C., Hofmann, C., & Splietker, M. (2006). *Mitarbeitermotivation leicht gemacht: Tipps für die Motivationsarbeit*. Stuttgart: Kohlhammer.

Lopez, S. J., & Gallagher, M. W. (2009). A case for positive psychology. In S. J. Lopez & C. R. Snyder (Hrsg.), *The Oxford handbook of positive psychology* (2. Aufl.). New York: Oxford University.

Maske, U. E., Riedel-Heller, S. G., Seiffert, I., Jacobi, F., & Hapke, U. (2016). Häufigkeit und psychiatrische Komorbiditäten von selbstberichtetem diagnostiziertem Burnout-Syndrom. *Psychiatrische Praxis, 43*(1), 18–24. doi:10.1055/s-0034-1387201.

Maslach, C. (1976). Burnout. *Human Behavior, 5*(9), 16–22.

Maslach, C., & Jackson, S. (1981). The measurement of experienced burnout. *Journal of Occupational Behaviour, 2*(2), 99–113.

Maslach, C., & Jackson, S. (1984). Burnout in organizational settings. *Applied Social Psychology Annual, 5,* 135–153.

Maslach, C., Jackson, S., & Leiter, M. P. (1997). *The Maslach burnout inventory manual* (2. Aufl.). Palo Alto: Consulting Psychologists Press.

Maslach, C., & Leiter, M. P. (2001). *Die Wahrheit über Burnout. Stress am Arbeitsplatz und was Sie dagegen tun können*. Wien: Springer.

Maslow, A. H. (1954). *Motivation and personality*. New York: Brandeis University.

Mauno, S., Kinnunen, U., & Ruokolainen, M. (2007). Job demands and resources as antecedents of work engagement. A longitudinal study. *Journal of Vocational Behavior, 70*(1), 149–171. doi:10.1016/j.jvb.2006.09.002.

McManus, I. C., Jonvik, H., Richards, P., & Paice, E. (2011). Vocation and avocation: Leisure activities correlate with professional engagement, but not burnout, in a cross-sectional survey of UK doctors. *BMC medicine, 9,* 100. doi:10.1186/1741-7015-9-100.

Ommen, O., Driller, E., Janßen, C., Richter, P., & Pfaff, H. (2008). Burnout bei Ärzten – Sozialkapital im Krankenhaus als mögliche Ressource. In Elmar Brähler (Hrsg.), *Karriereentwicklung und berufliche Belastung im Arztberuf.* Göttingen: Vandenhoeck & Ruprecht.

Pervin, L. A., Cervone, D., & John, O. P. (2005). *Persönlichkeitstheorien.* Stuttgart: UTB.

Pick, D., & Leiter, M. P. (1991). Nurses'perception of burnout: A comparison of self-reports and standardized measures. *Canadian Journal of Nursing Research, 23*(3), 33–48.

Prieß, M. (2013). *Burnout kommt nicht nur von Stress: Warum wir wirklich ausbrennen – und wie wir zu uns selbst zurückfinden.* München: Südwest Verlag.

Rana, M., Czens, F., Wildfang, S., & Herzberg, P. Y. (2015). Einfluss von Persönlichkeit auf Burnout und Work Engagement. *Report Psychologie, 40,* 392–402.

Rösing, I. (2003). *Ist die Burnout Forschung ausgebrannt. Analyse und Kritik der internationalen Burnout-Forschung* (3. Aufl.). Kröning: Asanger.

Ross, U. H., Fritzsche, K. (2016). Burnout-Prävention. In K. Fritzsche, W. Geigges, D. Richter & M. Wirsching (Hrsg.), *Psychosomatische Grundversorgung* (2., vollständig überarbeitete und aktualisierte Aufl., S. 337–357). Berlin: Springer.

Salanova, M., Agut, S., & Peiró, J. M. (2005). Linking organizational resources and work engagement to employee performance and customer loyalty: The mediation of service climate. *The Journal of applied psychology, 90*(6), 1217–1227. doi:10.1037/0021-9010.90.6.1217.

Sanz, A. (2011). Das Etappenmodell der Burnout Entwicklung im Team. In J. Fengler & A. Sanz (Hrsg.), *Ausgebrannte Teams. Burnout-Prävention und Salutogenese.* Stuttgart: Klett.

Schaufeli, W. B., & Bakker, A. B. (2001). Werk en welbevinden: Naar een positieve benadering in de Arbeids-en "Gezondheidspsychologie [Work and well-being: towards a positive approach in occupational health psychology].". *Gedrag & Organisatie, 14,* 229–253.

Schaufeli, W. B., & Bakker, A. B. (2003). *UWES Utrecht work engagement scale. Preliminary manual* (1. Aufl.). Utrecht: Utrecht University (Occupational Health Psychology Unit).

Schaufeli, W. B., Bakker, A. B., & Salanova, M. (2006). The measurement of work engagement with a short questionnaire: A cross-national study. *Educational and Psychological Measurement, 66*(4), 701–716. doi:10.1177/0013164405282471.

Schaufeli, W. B., & Enzmann, D. (1998). *The burnout companion to study and practice: A critical analysis.* Padstow: CRC Press.

Schaufeli, W. B., Salanova, M., Roma, V.-G., & Bakker, A. B. (2002). The measurement of engagement and burnout: A two sample confirmatory factor analytic approach. *Journal of Happiness Studies, 3*(1), 71–92.

Schaufeli, W. B., Taris, T. W., & Bakker, A. B. (2006). Dr. Jekyll or Mr. Hyde: On the differences between work engagement and workaholism. In R. Burke (Hrsg.), *Research companion to working time and work addiction* (S. 193–217). Cheltenham: Edward Elgar Publishing.

Schaufeli, W. B., Taris, T. W., Le Blanc, P. M., Peeters, M., Bakker, Arnold B., & DeJonge, J. (2001). Maakt arbeid gezond? Op zoek naar de bevlogen werkenemer'[Does work make healthy? In search of the engaged worker]. *De Psycholoog, 36,* 422–428.

Seehofer, T. (2015). *Yoga gegen Burnout. Gelassen und selbstsicher im Stress.* Aitrang: Windpferd.

Seligman, M. E. P., & Csikszentmihalyi, M. (2000). Positive-psychologie-an introduction. *American Psychologist, 55*(1), 5–14.

Shanafelt, T. D., Bradley, K. A., Wipf, J. E., & Back, A. L. (2002). Burnout and self reported patient care in an international residency programm. *Annals of Internal Medicine, 136*(5), 358–367.

Siegrist, J. (2013). Burn-out und Arbeitswelt. *Psychotherapeut, 58*(2), 110–116. doi:10.1007/s00278-013-0963-y.

Singh, S., Dalal, N., & Mishra, S. (2004). Research burnout: A refined multidimensional scale. *Psychological Report, 95,* 1253–1263.

Sonnentag, S. (2003). Recovery, work engagement, and proactive behavior: A new look at the interface between nonwork and work. *Journal of Applied Psychology, 88*(3), 518–528.

Stöbel-Richter, Y., Daig, I., Brähler, E., & Zenger, M. (2013). Prävalenz von psychischer und physischer Erschöpfung in der deutschen Bevölkerung und deren Zusammenhang mit weiteren psychischen und somatischen Beschwerden. *Psychotherapie, Psychosomatik, medizinische Psychologie, 63*(3–4), 109–114. doi:10.1055/s-0032-1331704.

Suls, J. (2001). Affect, stress, and personality. In Joseph J. Forgas (Hrsg.), *Handbook of affect and social cognition* (S. 392–409). Mahwah: Lawrence Erlbaum.

Taris, T. W., Le Blanc, P. M., Schaufeli, W. B., & Schreurs, P. J. G. (2005). Are there causal relationships between the dimensions of the Maslach burnout inventory? A review and two longitudinal tests. *Work & Stress, 19*(3), 238–255. doi:10.1080/02678370500270453.

Thalhammer, M., & Paulitsch, K. (2014). Burnout – eine sinnvolle Diagnose? Kritische Überlegungen zu einem populären Begriff. *Neurpsychiatrie, 28*(3), 151–159.

Wenninger, G. (2014). *Stresskontrolle und Burnout-Prävention. Lesebuch und Praxisleitfaden für Gestresste und Erschöpfte und alle, die ihnen helfen wollen.* Kröning: Asanger.

West, C. P., Huschka, M. M., Novotny, P. J., Sloan, J. A., Kolars, J. C., Habermann, T. M., et al. (2006). Association of perceived medical errors with resident distress and empathy. A prospective longitudinal study. *Journal of American Medical Association, 296*(9), 1071–1078.

Wieber, M. (2015). *Foto-Bildkarten Stressmanagement. Für Ressourcenarbeit und Burnout-Vorbeugung in Coaching, Beratung und Therapie* (1. Aufl.). Münster: Ökotopia.

Yost, B. W., Eshelman, A., Raoufi, M., & Abouljoud, M. S. (2005). A national study of burnout among American transplant surgeons. *Transplantation proceedings, 37*(2), 1399–1401. doi:10.1016/j.transproceed.2005.01.055.

Zum Weiterlesen

Bergner, M. H. (2007). *Burnout-Prävention. Das 9-Stufen-Programm zur Selbsthilfe.* Stuttgart: Schattauer.

Burisch, M. (2013). *Das Burnout-Syndrom. Theorie der inneren Erschöpfung [zahlreiche Fallbeispiele, Hilfen zur Selbsthilfe]* (3., überarb. Aufl.). Heidelberg: Springer.

Herzberg, P. Y., & Roth, M. (2014). *Persönlichkeitspsychologie*. Wiesbaden: Springer.